Jürgen Helfricht
Dr. med. Wilfried Krickau
Die Zecken-Borreliose

Jürgen Helfricht
Dr. med. Wilfried Krickau

Die Zecken-Borreliose

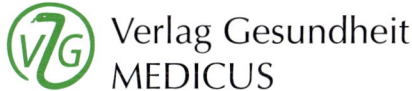
Verlag Gesundheit
MEDICUS

© 2000 Econ Ullstein List Verlag GmbH & Co. KG, Berlin und München
Dieses Buch ist im Verlag Gesundheit erschienen.

Die Verwendung der Texte und Bilder, auch auszugsweise, ist ohne Zustimmung des Verlages urheberrechtswidrig und strafbar. Dies gilt auch für Vervielfältigungen, Übersetzungen, Mikroverfilmungen und für die Verarbeitung mit elektronischen Systemen.

Umschlaggestaltung: Costanza Puglisi, Klaus Meyer
Umschlagfoto: Baxter Deutschland GmbH
Illustrationen: S. 30 Wolfgang Schedler; S. 49, 104 Frank Geisler
Satz: Utesch GmbH, Hamburg
Druck und Verarbeitung: Kösel, Kempten

Printed in Germany 2000
ISBN 3-333-01070-4

Gedruckt auf alterungsbeständigem Papier
mit chlorfrei gebleichtem Zellstoff

Inhaltsverzeichnis

Vorwort   9

Entdeckung der Lyme-Borreliose   11
Krankheitszeichen 100 Jahre lang verkannt   11
Rätselhafte Arthritis in Lyme/Connecticut   13
Die Odyssee der Hausfrau Polly Murray   14
Dr. Willy Burgdorfer entdeckt den Borreliose-Erreger   18

Zecken – Überträger der Lyme-Borreliose   20
Das Spinnentier Zecke   20
Der Holzbock – Körperbau, Funktionen, Paarung   21
Entwicklungsstadien und Erregerübertragung   25
Vorkommen und Durchseuchung der Zecken   29
Wo Menschen zum Wirt des Holzbocks werden   32
Besonders gefährdete Gruppen   36
Schutzmaßnahmen gegen Zeckenstiche   38
Die Zecke am menschlichen Körper   40
Wie wird die Zecke am besten entfernt?   41
Wann der Arztbesuch ratsam ist   44
Probleme bei der Zeckenbekämpfung   44
Gibt es weitere Borreliose-Überträger?   45

Die Schlaumeierspirale *Borrelia burgdorferi*   47
Was sind Bakterien?   47
Borrelia burgdorferi, der Borreliose-Erreger   48
Möglichkeiten und Grenzen der Labordiagnostik   52
Wann wird es einen Impfstoff in Europa geben?   54

Krankheitszeichen der Lyme-Borreliose 56
Die drei Stadien der Erkrankung 56
Hauterkrankungen – Dermatoborreliose 60
Erkrankungen des Nervensystems – Neuroborreliose 62
Augenerkrankungen – Ophthalmoborreliose 65
Organerkrankungen 66
Erkrankungen des Bewegungsapparates 67

Lyme-Borreliose ohne nachweisbare Titer 69

Schulmedizinische Therapie der Borreliose 70
Antibiotika für die Borreliose-Behandlung 70
Die Therapie der drei Stadien 72
Vorbeugende Behandlung 74
Behandlung in der Schwangerschaft 75

Komplementärmedizinische Begleittherapie 76
Apparatemedizin 77
Unterstützende Präparate 77

Rehabilitation und Diätetik der Borreliose 81
Therapiebeispiele 81

Typische Verläufe – 14 Krankengeschichten 84

Wenig bekannte Verläufe – 4 Krankengeschichten 96

Die Frühsommer-Meningoenzephalitis (FSME) 100
Erreger und Übertragung 100
Verbreitungsgebiete 103
Erkrankungsverlauf 107
FSME-Nachweis 109
Behandlung 110
Der FSME-Impfstoff und sein Erfinder 111
Die drei Teilimpfungen 113
Passive Immunisierung 114

Was übertragen Zecken noch? 115
Ehrlichiose 115
Fleckfieber 116
Hasenpest 117
Babesiose 117
Seltene Viruserkrankungen 118

Zecken-Borreliose bei Tieren 119
Haustiere 120
Nutztiere 123
Wildtiere in freier Natur und in zoologischen Gärten 124

100 häufige Fragen – 100 Antworten 126

Wichtige Adressen 144
Selbsthilfegruppen in Deutschland, Österreich und der Schweiz 144
Auskunft bei Reisen 148
Auskunft im Internet 148

Literaturverzeichnis 149

Sachwörterverzeichnis 153

Vorwort

Ein kleiner Zeckenstich – von vielen nicht einmal bemerkt – kann schlimme Folgen haben. Seit einigen Jahren beängstigt die neu erkannte, durch Zecken übertragene Lyme-Borreliose oder Zecken-Borreliose viele Menschen. Das spiegelt sich in der täglichen ärztlichen Praxis und in der Beachtung wider, die diese lange Zeit unbekannte Krankheit in Presse, Rundfunk und Fernsehen findet.

Im Gegensatz zur virusbedingten Frühsommer-Meningoenzephalitis (FSME) mit einer überschaubaren Zahl von Erkrankungen scheint die durch die Spiralbakterie Borrelia burgdorferi hervorgerufene Borreliose eine der häufigsten Infektionserkrankungen zu sein.

Ob Spaziergänger, Pilzsucher, Forstarbeiter, Gartenbesitzer, Soldaten, Golfer und viele andere – die Borreliose kann jeden treffen. Seit Jahren steigt die Zahl erkannter Erkrankungen rapide.

Erkrankungen nehmen rapide zu

Angefangen von einer leichten Hautrötung, grippeähnlichen Symptomen und Kopfschmerzen reichen ihre Krankheitsbilder bis zu Veränderungen der Haut, geschwollenen Gelenken, Entzündungen an verschiedenen Organen wie dem Herzen und neurologischen Schäden.

Noch stehen Ärzte und Patienten vor immensen Problemen, werden Borreliose-Erkrankungen nicht oder zu spät erkannt, suchen Wissenschaftler und Betroffene nach geeigneten Therapien.

Es ist das Anliegen dieses Buches, einen praktischen Beitrag zu diesem schwierigen Kapitel der Medizin zu liefern und insbesondere jene Missverständnisse aufklären zu helfen, die über Zecken und die durch sie übertragenen Krankheiten bestehen.

Auch medizinisch nicht vorgebildete Leserinnen und Leser können sich anhand von Fallbeispielen und Therapieempfehlungen mit der Infektionsvorbeugung sowie mit dem neuesten Stand der Behandlungsmöglichkeiten und der Nachsorge der Borreliose beschäftigen. Dabei werden sowohl die Methoden der Schulmedizin wie auch der Komplementärmedizin vorgestellt.

Auf vielfachen Wunsch von Patienten und Tierbesitzern wurde außerdem ein Kapitel zur Zecken-Borreliose bei Tieren hinzugefügt.

Mut und Ausdauer

Dieses Buch konnte nur durch die Hilfe und Unterstützung von Wissenschaftlern, Ärzten und Patienten aus den USA und Europa entstehen. Herzlich danken möchten die Autoren für die wohlwollende Begleitung des Projektes dem Entdecker des Borreliose-Erregers, Dr. Willy Burgdorfer aus Hamilton/Montana, und Polly Murray aus Lyme/Connecticut – der mutigen Mutter, die die Ärzte zwang, sich mit den rätselhaften Erkrankungen ihrer Familie zu beschäftigen. Gleichfalls danken wir dem Erfinder des FSME-Impfstoffs, Herrn Prof. em. Dr. Christian Kunz aus Wien, Herrn Prof. Dr. med. vet. Arndt Liebisch von der Tierärztlichen Hochschule Hannover und seiner Frau, Dr. med. vet. Gabriele Liebisch, sowie Augenarzt Dr. med. Heinrich Holak aus Salzgitter.

Besonders Frau Karina Helfricht leistete mit Recherchen, vielen wertvollen Anregungen und der Durchsicht des Manuskripts großartige Hilfe.

Jürgen Helfricht SR Dr. med. Wilfried Krickau

Entdeckung der Lyme-Borreliose

Eine tückische, von Zecken übertragene Krankheit mit vielfältigen Gesichtern peinigt vermutlich seit Jahrhunderten den Menschen und scheint sich immer mehr auszubreiten. Im 19. Jahrhundert wurden ihre Symptome erstmals in Europa von Ärzten beschrieben. Doch erst im letzten Viertel des 20. Jahrhunderts konnten Patienten aus den Ortschaften Lyme und Old Lyme in den USA die Wissenschaft zwingen, ihre Leiden genauer zu untersuchen. Man entdeckte eine bis dahin gänzlich unbeachtete, aber selbst im deutschsprachigen Raum sehr häufige und gefährliche Infektionserkrankung – die Lyme-Borreliose! Historisch und geographisch bedingt wird diese Krankheit auch als Zecken-Borreliose, Lyme-Krankheit, Lyme-Disease, Erythema-migrans-Borreliose oder Borrelia-burgdorferi-Infektion bezeichnet.

Krankheitszeichen 100 Jahre lang verkannt

Historische Recherchen zeigen, dass einzelne Krankheitszeichen der Zecken-Borreliose an der Haut schon im 19. Jahrhundert von Medizinern beschrieben wurden. So ist die *Acrodermatitis chronica atrophicans (ACA)* – eine zu Organschäden führende Hautentzündung an Beinen, Füßen, Armen, Händen, Nase oder Ohren, bei der die Unterhaut schrumpfen kann – bereits in einem Atlas für Hautkrankheiten aus dem Jahre 1873 dokumentiert. Zehn Jahre später beschrieb der Breslauer Arzt Alfred Buchwald solch einen Fall eines 36-jährigen Maurers. Im Jahre 1884 fiel auch seinem Prager Kollegen Filipp J. Pick dieses Phänomen auf, das dann im Jahre 1902 von den beiden Frankfurter Ärzten Karl Herxheimer und Kuno Hartmann untersucht wurde.

1873 zum ersten Mal belegt

Den ersten Fall einer sich ausbreitenden, wandernden Hautröte – ein sogenanntes *Erythema migrans (EM)* – fand der schwedische Hautarzt Arvid Afzelius bei einer alten Frau. Als er seine Entdeckung 1909 der Stockholmer Dermatologischen Gesellschaft vorstellte, merkte er an, dass diese Entzündung wahrscheinlich durch eine Zecke hervorgerufen wurde. Im Jahre 1948 kam der Schwede Lennhoff der Lösung des Rätsels kurzzeitig sehr nahe – er fand in Hautstücken, die infolge einer Wanderröte entzündet waren, schraubenförmige Bakterien (Spirochäten). Doch konnte die Beobachtung dieser Spirochäten nicht wiederholt werden, geriet in Vergessenheit. Der Erreger blieb unbekannt.

Wanderröte seit 1909 bekannt

Wahrscheinlich war schon 1911 der Schweizer Pathologe J. L. Burckhardt dem *Borrelien-Lymphozytom (BL)* – einem gutartigen, entzündlichen Knötchen in der Unterhaut, das meist am Ohrläppchen auftritt – auf der Spur. Im Jahre 1943 nannte Bo Bäfverstedt dieses Symptom Lymphadenosis cutis benigna (LCB). Seine Bezeichnung oder der Begriff Pseudolymphom werden heute noch als Synonyme für das Borrelien-Lymphozytom verwendet. Bäfverstedts Vermutung: Es wird durch Insekten, vor allem Zeckenstiche, hervorgerufen!

Neben Hauterkrankungen erkannten Mediziner verschiedentlich auch andere Symptome. Den ersten Fall einer *Neuroborreliose* – also einer Borreliose des Nervensystems – beschrieben 1922 die Franzosen Garin und Bujadoux. Bei ihrem Patienten folgte nach der Entzündung der Haut eine Armlähmung. Andere erkannten, dass im Zuge der Hautreizungen eine Meningitis – eine Entzündung der Hirnhäute – auftreten kann.

Neuroborreliose erstmals 1922 beschrieben

Der Münchner Neurologe Alfred B. Bannwarth (1903–1970) untersuchte dann 1941 und 1944 Krankheitsbilder des Nervensystems, die sich unter der Bezeichnung *Meningoradikuloneuritis* oder *Bannwarth-Syndrom* als die häufigsten neurologischen Erkrankungen nach Borrelien-Infektionen herauskristallisiert haben.

Seit 1945 wurden in Europa antibiotische Therapien, vor allem hochdosierte Penicillin-Therapien, bei Erkrankungen der Haut als wirksam erkannt. Und es gab immer mehr Hinweise, dass Zecken die Überträger der Krankheiten sein könnten. Zuletzt deutete auch viel auf Bakterieninfektionen hin.

Doch all diese Teilerkenntnisse erreichten nur wenige Ärzte. Die eigentliche Ursache, der Erreger, blieb in Dunkel gehüllt.

Rätselhafte Arthritis in Lyme/Connecticut

Rund 180 Kilometer nordöstlich von New York liegt im Bundesstaat Connecticut am östlichen Ufer des Connecticut River die Ortschaft Lyme (Abb. 1). In deutschen Atlanten ist Lyme oft nicht verzeichnet, sondern es sind nur die größeren Nachbarstädte New Haven und New London zu finden. Lyme nahe dem Pazifik ist in eine malerische Marschlandschaft eingebettet. Das Zentrum bildet eine kleine Bucht des Connecticut River namens Hamburg mit Bauernhöfen, Rathaus, Feuerwehr, Kirche, Schule, Gemeindezentrum, Gemischtwarenladen, Antiquitätengeschäft, Bücherei, Jachthafen.

180 Kilometer von New York entfernt

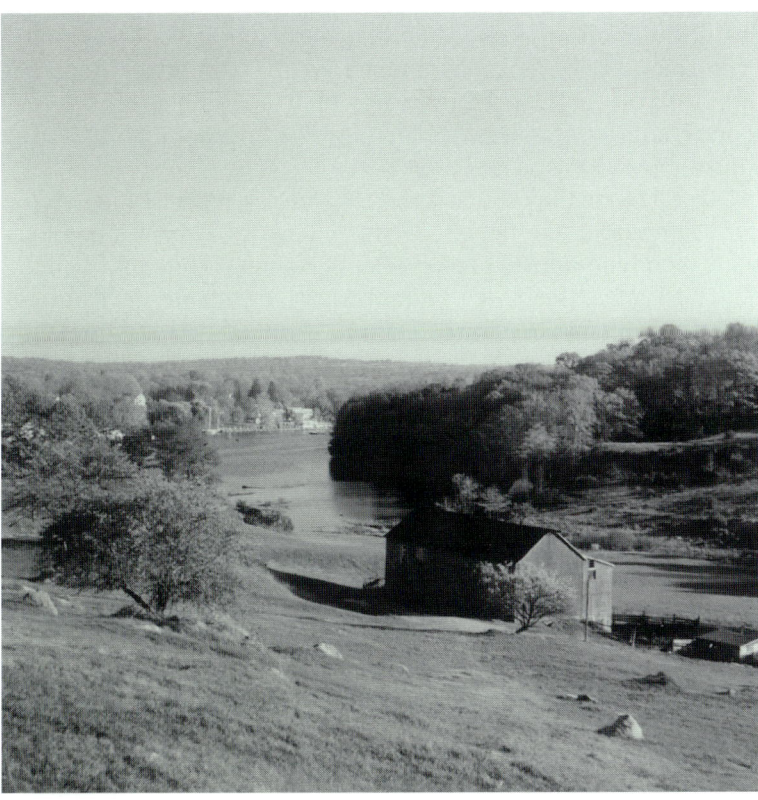

Abb. 1 Ansicht der Ortschaft Lyme im amerikanischen Bundesstaat Connecticut (Foto: Roger McGrath)

In dieser kleinen, 1665 gegründeten Gemeinde Neuenglands (rund 2000 Einwohner) mit ihren alten und neuen Einfamilienhäusern zwischen hohen Bäumen nahm Ende 1975 eines der spannendsten Kapitel der jüngeren Medizin seinen Lauf.

Untersuchungen einer Arbeitsgruppe um den Rheumatologen Dr. Allen C. Steere von der Yale-Universität in Boston zeigten, dass in Lyme, der nördlichen Nachbargemeinde East Haddam (gegründet 1734, 7100 Einwohner) und der sich im Süden anschließenden Ortschaft Old Lyme (gegründet 1855, 6570 Einwohner) eine Form von Arthritis – so nennt man Gelenkentzündungen – 100-mal häufiger als sonst im Landesdurchschnitt auftrat. Allein in den Jahren 1973 bis 1975 erkrankten hier 39 Kinder und 12 Erwachsene vor allem an Arthritis der Kniegelenke. Viele Patienten wohnten an Straßen im Wald. Bei mehr als der Hälfte begannen die Schwellungen und Schmerzen der Gelenke im Sommer oder Herbst. Jeder Vierte gab an, dass vor den Gelenkproblemen eine sich ringförmig ausbreitende Hautrötung zu beobachten war. Die Ärzte nannten das neue Krankheitsbild »Lyme Disease«.

Gelenkentzündung in Lyme 100-mal häufiger als im Landesdurchschnitt

Ab 1976 meldeten sich auch an anderen Orten Patienten mit der Wanderröte, die neben Gelenkerkrankungen auch neurologische Probleme und Herzprobleme bekamen. Es deutete sich an, dass die Lyme Disease eine Erkrankung ist, die mehrere Organe befällt (Multiorganerkrankung)! Da sich etwa jeder fünfte Patient an einen Zeckenstich erinnerte, wurde ab 1978 vor allem die in den USA vorkommende Rehzecke (*Ixodes dammini*) als Überträger wahrscheinlich.

Den Anstoß für all diese Untersuchungen verdankt die Medizin nicht etwa Hausärzten, Dermatologen oder Rheumatologen. Es waren um ihre Familien besorgte Mütter in den USA, die immer wieder mit Nachdruck auf die ungeklärten Leiden aufmerksam machten, endlich Aufklärung von der Medizin forderten. Allen voran eine Hausfrau aus Lyme.

Mütter geben den Anstoß zur Forschung!

Die Odyssee der Hausfrau Polly Murray

Im Jahre 1959 zog Familie Murray mit ihren 4 Kindern nach Lyme/Connecticut. Für die Hausfrau und Kunstmalerin Polly Murray (Jg. 1933; Abb. 2) wurde der Ortswechsel zu einer Odyssee. Innerhalb

Es begann im Jahre 1959

weniger Jahre traten bei ihr immer wieder grippeähnliche Erkrankungen, Kopfschmerzen und eigenartige Ausschläge auf. Im Frühjahr 1967 schwoll gar ein Knie, während sich gleichzeitig eine Halsentzündung und starke Kopfschmerzen einstellten. Der Arzt diagnostizierte rheumatisches Fieber und behandelte mit Penicillin. Mit dem Wissen der heutigen Zeit darf man vermuten, dass diese Penicillin-Behandlung zu spät kam und die Dosis zu gering war. Die Symptome traten bei ihr auch in den Folgejahren zur Frühlings- und Sommerzeit auf. Anfang der 70er Jahre fragte sie deshalb einen Internisten, ob es sich bei den Beschwerden um verzögerte Reaktionen auf Zeckenstiche handeln könne. Frau Murray war regelmäßig von Zecken attackiert worden. Der Arzt schloß diesen Zusammenhang aber rigoros aus. Von Zecken wußte man in den USA damals nur, dass sie das bisweilen tödlich verlaufende Rocky-Mountain-Fleckfieber übertragen, das sich durch rasche Antibiotikagabe behandeln lässt. Dessen Symptome – starke Kopfschmerzen, Kältegefühl, Muskelschmerz, Ausschlag, Schlafstörungen, Delirium und Koma – schienen dem befragten Arzt jedoch gänzlich andere zu sein.

Fehldiagnosen

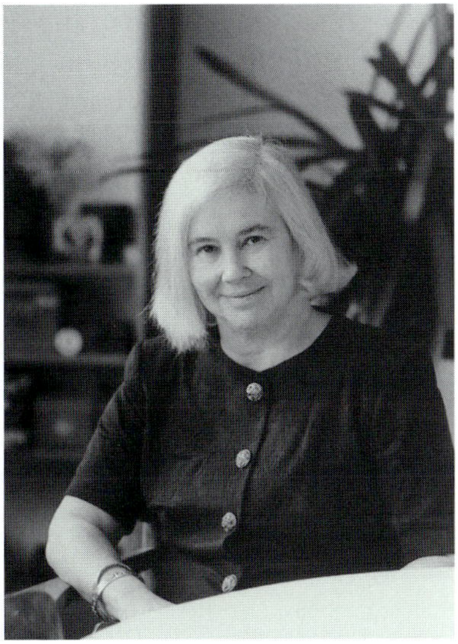

Abb. 2   Die mutige Mutter Polly Murray aus Lyme im amerikanischen Bundesstaat Connecticut (Foto: Erik K. Johnson)

Im Laufe der Jahre klagten Familienangehörige immer wieder über massive Kopfschmerzen, Nackensteife, Gelenkentzündungen, Hautausschläge, Entzündungen von Hals, Rachen und Kehlkopf, Fieber sowie Durchfall. In den Jahren 1971 und 1972 hatte Polly Murray häufig leichtes Fieber, ließ sich wegen unklarer Schmerzen, Hautschwellungen und Ausschlag im Gesicht mehrmals in Spezialkliniken untersuchen – umsonst! Im Jahre 1973 sagten ihr Ärzte sogar, dass sie sich diese zermürbenden Symptome

Kopfschmerzen, Nackensteife, Gelenkentzündungen, Hautausschläge, Fieber, Durchfall etc.

nur einbilde, eine hypochondrische Patientin sei, die die Mediziner von der Arbeit abhalte.

Im Jahre 1974 und 1975 nahmen die Leiden auch der übrigen 5 Familienangehörigen zu. Sie litten unter Hautausschlägen, Abgeschlagenheit, neurologischen Störungen und Gelenkbeschwerden. Zuerst traten im Herbst 1974 Hautausschläge und Gelenkschmerzen bei dem damals 17-jährigen Sohn Sandy auf. Der Gymnasiast konnte wegen der starken Schmerzen kaum noch Fußball spielen, und zur Weihnachtszeit hatten sich die neurologischen Symptome so verstärkt, dass eine Gesichtshälfte schlaff herabhing. Auch war ein Auge geschwollen, der Hals steif. An Neujahr schwoll bei Vater Murray ein Knie so extrem und schmerzhaft an, dass er nur mit einer Gehhilfe laufen konnte.

Die ganze Familie von Frau Murray ist betroffen

Anfang Juni 1975 zeigte sich dann beim damals 12-jährigen Sohn Todd ein roter Ausschlag in der Kniekehle. Der verschwand, und dafür wurde er einen Monat später von rasenden Kopfschmerzen, kreisförmigen Hautausschlägen, Nerven- und Gelenkschmerzen gepeinigt.

Bei Herrn Murray breitete sich ein Ausschlag über den ganzen Rücken aus, dem eine grippeähnliche Krankheit folgte. Tochter Wendy litt kurzzeitig unter einer Schwellung des Halses und auch Sohn David erkrankte.

Als Sohn Todd später erneut unter heftigen Knieschmerzen litt, diagnostizierte ein Arzt bei ihm eine rheumatisch bedingte Gelenkentzündung (juvenile rheumatoide Arthritis) und schickte den Jungen zum Rheumatologen.

Die Ärzte wiegeln ab

Aber kein Arzt war bereit, über die merkwürdigen Zusammenhänge nachzudenken, die zu ähnlichen Krankheitsbildern innerhalb der Familie führten. Etwa 30 Fachärzte – von Pädiatern über Dermatologen bis zu Rheumatologen oder Neurologen – hatten die Murrays ziemlich ergebnislos aufgesucht. Doch Polly Murray hörte auch, dass es in der Nachbarschaft im Ort und in der weiteren Umgebung merkwürdig viele ähnlich gelagerte Fälle gab.

Mitte Oktober 1975 fasste sich die frustrierte, von der Medizin maßlos enttäuschte Frau ein Herz und rief auf Anraten eines Bostoner Arztes das Gesundheitsamt des Bundesstaates Connecticut in Hartford an. Sie konnte nicht nur lückenlos über die Symptome in der eigenen Familie Auskunft geben, über die sie seit Jahren Buch führte. Polly Murray berichtete gleich noch über 8 weitere Fälle in

Nachbargemeinden. In den folgenden Wochen trug sie insgesamt Angaben über 35 Erwachsene und Kinder mit ähnlichen medizinischen Problemen zusammen.

Der zuständige Epidemiologe des Gesundheitsamtes, Dr. David Snydman, war inzwischen noch von einer zweiten Mutter, Judy Mensch aus Old Lyme, alarmiert worden. Bei deren 8-jähriger Tochter war ebenfalls eine Kniegelenkentzündung festgestellt worden. Durch intensive Recherchen stieß auch Judy Mensch auf die hohe Zahl ähnlicher Fälle in Old Lyme. Sie war die Frau eines Pathologen des Lawrence and Memorial Hospital. Und als am 18. Juli 1976 sogar die berühmte *New York Times* über die rätselhafte neue Art von Arthritis in Lyme/Connecticut berichtete – dass es sich um Borreliose handelt, war ja noch nicht bekannt –, wurde der Fall ihrer kleinen Tochter erwähnt.

Frau Murray wendet sich an die Behörden

Inzwischen war an der Yale-Universität in Boston eine Studie zur Untersuchung der Lyme-Arthritis angelaufen. Nach dem *New-York-Times*-Artikel wurden aus den ganzen USA solche Krankheitsbilder bekannt. Familie Murray litt weiter – Polly Murray lebt sogar noch heute mit Spätfolgen. Sie fand aber Genugtuung, weil sich endlich Wissenschaftler und große Laboratorien ihrer Erkrankung widmeten. Nachdem ein Patient sogar die Zecke vorweisen konnte, nach deren Stich sich eine Wanderröte entwickelt hatte, schienen Zecken als Überträger der Infektion sehr wahrscheinlich.

Noch heute leidet sie unter Spätfolgen

Lange gingen die Forscher davon aus, dass der Erreger ein Virus sei. Zwischen 1977 und 1982 suchten sie vergeblich nach über 200 verschiedenen Virusstämmen in Haut, Blut und Gelenkflüssigkeit der Patienten. Über Ärztekongresse kamen die entscheidenden Hinweise aus Europa, dass sich die Hautentzündungen und weitere Symptome erfolgreich mit Penicillin behandeln ließen. Man wusste schon lange, dass Antibiotika wie Penicillin niemals Viren, jedoch viele Bakterien vernichten können.

Ein Irrweg – die Suche nach dem »Virus«

Also schien die Erregersuche unter Bakterien erfolgversprechend zu sein. Den Durchbruch errang schließlich Ende 1981 ein an den Rocky Mountain Laboratories des Nationalen Gesundheitsinstituts in Hamilton/Montana arbeitender Auslandsschweizer.

Dr. Willy Burgdorfer entdeckt den Borreliose-Erreger

Wie so viele bahnbrechende Entdeckungen war auch die des Borreliose-Erregers einem Zufall zu verdanken. Im Herbst 1981 bekam Dr. Willy Burgdorfer (Jg. 1925; Abb. 3) von den Rocky Mountain Laboratories Exemplare der in den USA vorkommenden Rehzecke (*Ixodes dammini*) vom Gesundheitsministerium des Staates New York zur Untersuchung.

Wissenschaftler des Ministeriums erforschten gerade einen Fall von Rocky-Mountain-Fleckfieber. Burgdorfer sollte die auf Shelter Island, einer Binneninsel am Ende von Long Island, gefundenen Zecken auf Rickettsien prüfen. Diese Lebensformen zwischen Virus und Bakterium sind Erreger des Rocky-Mountain-Fleckfiebers. Die gesuchten Rickettsien fand er nicht, dafür aber im Darmsack zweier weiblicher Zecken Spirochäten – eine schraubenförmige Bakterienform! Ein Glücksfall, dass gerade Burgdorfer diese Bakterien im Mikroskop sah.

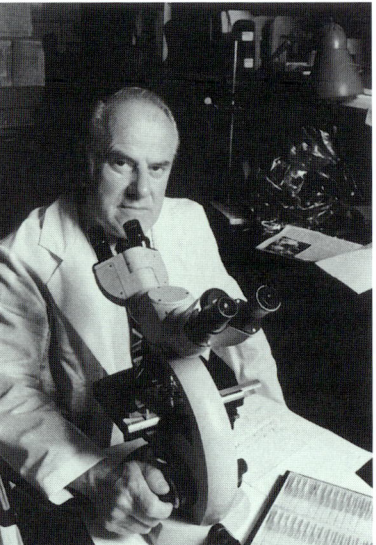

Abb. 3 Der Entdecker der Bakterie *Borrelia burgdorferi*, Dr. Willy Burgdorfer, aus dem amerikanischen Bundesstaat Montana (Foto: Archiv Burgdorfer)

Zecken und Schraubenbakterien geraten an den Richtigen

Denn mit krank machenden Spirochäten, von denen die Gattungen Borrelia (1907 nach dem Straßburger Bakteriologen Amedée Borrel benannt), Treponema und Leptospira in der Humanmedizin von besonderer Wichtigkeit sind, kannte er sich seit langem ausgezeichnet aus.

Im Jahre 1951 hatte der gebürtige Baseler am Tropeninstitut in Basel eine Doktorarbeit zu dem durch Zecken übertragenen Erreger des Afrikanischen Rückfallfiebers *Borrelia duttoni* verfaßt.

Als Burgdorfer die Spirochäten, genauer gesagt, die Borrelien, in den Zecken von der amerikanischen Ostküste entdeckte, muss es ihm wie ein Blitz durch den Kopf geschossen sein: Diese winzigen Spiralbakterien könnten der Auslöser für die rätselhaften Fälle von wandernder Hautröte und anderen Begleitsymptomen, die Erreger der unheilvollen Lyme Disease, sein!

Der Kreis schließt sich, ...

Die folgenden Wochen und Monate bestätigten diesen Gedanken und brachten eine Fülle sensationeller Erkenntnisse.

Mehr als die Hälfte amerikanischer Zecken der Art *Ixodes dammini* (Rehzecke), die man untersuchte, enthielten Borrelien. Auch in der in Europa beheimateten Art *Ixodes ricinus* – hier zu Lande Holzbock genannt – fanden sich diese Schraubenbakterien. Borrelien-Nachweise erfolgten auch bei zwei weiteren amerikanischen Zeckenarten: Schwarzbeinige Rehzecke (*Ixodes pacificus*) und Rehzecke (*Ixodes scapularis* bzw. *dammini*). Mit speziellen Verfahren wiesen Burgdorfer und seine Kollegen im Blutserum von Patienten mit Lyme-Arthritis Antikörper nach, die auf diese tückischen Bakterien reagierten. Schließlich isolierte man bei Patienten in den USA und Europa Borrelien aus Haut, Blut und Hirnflüssigkeit. Es gab keinerlei Zweifel mehr – diese Borrelien waren die Erreger der Lyme Disease!

Seit dem 1. Internationalen Lyme-Disease-Symposion, das 1983 in New Haven stattfand, wird die neu entdeckte Spirochäte der Gattung Borrelia nach ihrem Erstbeschreiber Willy Burgdorfer *Borrelia burgdorferi* (Kurzbezeichnung *B. burgdorferi*) genannt.

... es ist Borrelia burgdorferi!

Im Jahre 1988 ehrte man Willy Burgdorfer, der 1986 aus den Rocky Mountain Laboratories ausschied und in den Ruhestand ging, in Deutschland mit der Robert-Koch-Medaille in Gold. Für seine Verdienste zum Wohle der Menschheit verliehen ihm im Dezember 1986 die Universität Bern, im Juni 1990 die Staatsuniversität von Montana, im November 1991 die Universität Marseille und im September 1994 die Staatsuniversität Ohio Ehrendoktor-Würden.

Seit 1983 wurde es Tradition, dass sich Wissenschaftler, Ärzte und Vertreter von Patienteninitiativen abwechselnd in den USA und Europa zu Kongressen über die Lyme-Borreliose treffen. Solche Veranstaltungen fanden 1985 in Wien, 1987 in New York, 1990 in Stockholm, 1992 in Arlington/Virginia, 1994 in Bologna und 1996 in San Francisco statt. Der letzte Kongress tagte vom 20. bis 24. Juni 1999 in München. Der nächste soll 2002 wieder in New York stattfinden.

Zecken – Überträger der Lyme-Borreliose

Solange wir Menschen existieren, werden wir auch von Gesundheitsschädlingen geplagt. Neben Stechmücken und Läusen dürften seit Zehntausenden von Jahren vor allem die Zecken lästige Wegbegleiter sein. Ihren Angriffen im Gebüsch und Unterholz war der Steinzeitmensch vermutlich genauso häufig ausgeliefert wie wir heute. Während er jedoch das massenhafte Auftreten dieser gefährlichen, Bakterien und Viren übertragenden Schmarotzer hilflos über sich ergehen lassen musste, eröffnet uns das heutige Wissen über Körperbau und Lebensweise dieser Plagegeister manch wertvolle Schutzmöglichkeit.

Das Spinnentier Zecke

Zecken haben im Gegensatz zu Insekten 8 Beine

Auch wenn der Schein trügt – die weltweit rund 1000 bekannten Zeckenarten sind keine Insekten! Sie zählen wie Spinnen und Skorpione zu den Spinnentieren (Arachnidae), genauer gesagt, zur Unterklasse der Milben (Acari). Das wichtigste äußere Merkmal, das ausgewachsene Spinnentiere von den etwa 750 000 Insektenarten unterscheidet, sind ihre 8 Beine. Insekten leben nämlich nur auf 6 Beinen.

Die Zecken, von denen im deutschsprachigen Raum mindestens 19 Arten heimisch sind, unterteilt man in zwei Familien:

Es gibt zwei Zeckenfamilien

- Lauf-, Leder- oder Wanzenzecken (Argasidae) ohne Rückenschild. Sie leben vor allem in den warmen Klimaregionen der Erde und nehmen ihre Blutmahlzeit in wenigen Stunden ein. Die Mundwerkzeuge liegen auf der Bauchseite und sind von oben nicht zu sehen. Zu dieser Familie gehören auch die gelegentlich in menschliche Behausungen eindringende Taubenzecke *(Argas reflexus)* und die Fledermauszecke *(Argas vespertilionis)*.
- Schildzecken (Ixodidae). Diese haben sich bis heute am weitesten verbreitet und eroberten sich sogar in den subarktischen

Gebieten einen Lebensraum. Schildzecken mit von oben deutlich sichtbaren Mundwerkzeugen benötigen für die Blutmahlzeit in der Regel mehrere Tage und können bis zu 3 Wochen an ihrem Wirt saugen.

In weltweit rund 40 Schild- und Lederzeckenarten wurden bisher Borreliose-Erreger nachgewiesen. Für die Übertragung der Borrelien auf den Menschen scheinen aber einige dieser Zeckenarten besonders prädestiniert zu sein, und zwar

- die vor allem im Norden und Südosten der USA, im Mittleren Westen und Kanada beheimatete Rehzecke (*Ixodes dammini* bzw. *scapularis*),
- die entlang der Westküste Mittel- und Nordamerikas von Mexiko bis nach Kanada und in inneren Landesteilen des Mittleren Westens vorkommende Schwarzbeinige Rehzecke (*Ixodes pacificus*),
- die in China, Japan, Indien, Russland und Osteuropa anzutreffende Asiatische Schildzecke (*Ixodes persulcatus*),
- die in Japan und Australien entdeckte *Ixodes ovatus* und
- die 90 Prozent der Zeckenfauna Europas ausmachende und im deutschsprachigen Raum allein für die Übertragung der Borreliose verantwortliche Ixodes ricinus, bekannt als »Holzbock«.

90 Prozent der Zecken Europas sind Holzböcke

Alle weiteren Ausführungen beziehen sich deshalb hauptsächlich auf den Holzbock (*Ixodes ricinus*).

Der Holzbock – Körperbau, Funktionen, Paarung

Als Schildzecke trägt der Holzbock einen Chitinpanzer als Rückenschild. Dieser dunkle bis schwarzbraune Schild (Scutum) verdeckt bei den Männchen den ganzen Rücken. Ausgereifte Weibchen tragen nur im vorderen Teil auf etwa 30 Prozent ihres Rückens einen roten, herzförmigen Schild.

Während Männchen 2,5 Millimeter Körperlänge erreichen, sind Weibchen, die noch nicht gesogen haben, 3,5 Millimeter und im vollgesogenen Zustand bis zu 15 Millimeter lang.

Ein vollgesogenes Weibchen ist 1,5 cm lang

Die jahreszeitliche Hauptaktivität der Zecken liegt in unseren Breiten von März bis Ende Oktober. Temperaturen von +7 bis +10 °C

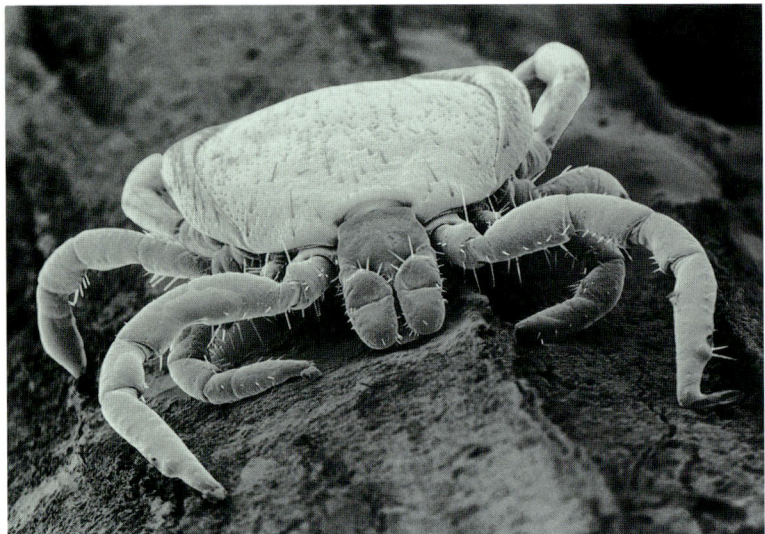

Abb. 4 Der Gemeine Holzbock (*Ixodes ricinus*) unter dem Rasterelektronenmikroskop. Zecken sind keine Insekten, sondern Spinnentiere und nicht auf bestimmte Wirte spezialisiert. Daher kommt auch der Mensch als Opfer in Frage. In den 2–6 Jahren ihres Lebens nehmen sie in jedem Entwicklungsstadium (Larve, Nymphe bzw. Adultus) nur eine Blutmahlzeit zu sich. (Fotos: V. Steger/Baxter)
a) Nymphenstadium. Deutlich sind die Saugwerkzeuge zu erkennen, mit denen sich das achtbeinige Tier in der Haut seines Opfers verankert.
b) Nymphenstadium in typischer Lauerstellung. Die Zecke hält bei der Annäherung eines möglichen Opfers – z. B. Kleinsäuger, Rehe, aber auch Menschen – ihr vorderes Beinpaar bereit, um sich an ihrem Opfer festzuhalten, und sucht sich dann eine geeignete Stelle, um Blut zu saugen.

am Tage genügen jedoch, um Zecken trotz nächtlicher Minustemperaturen aus ihrer Starre erwachen zu lassen. So können sogar schon einige Wintersonnenstrahlen im Januar und Februar im Laub lebende Zecken aktivieren. Selbst bei schwüler Hitze im Hochsommer fanden die Autoren sie äußerst lebendig unter mehrjährigen Laubschichten eines verwilderten Gartens. Zecken können am Tag, aber auch in der Nacht aktiv sein. Aktivitätsspitzen wurden vor Regenschauern und Gewittern beobachtet.

Zecken haben keine Augen

Zecken haben keine Augen (Abb. 4). Dafür tragen sie im vordersten von 4 Beinpaaren – 3 Beinpaare dienen dem Festklammern an der Vegetation und dem Wirt – am Fuß ein Sinnesorgan in Form einer

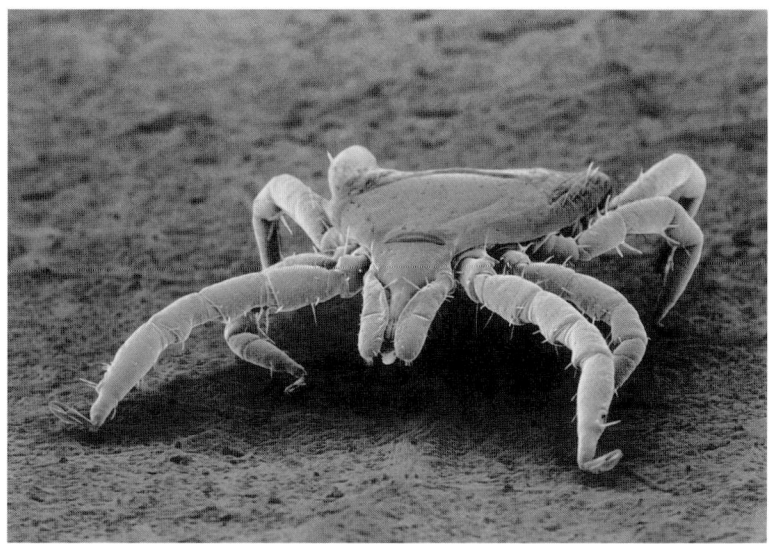
Abb. 4 a Nymphenstadium

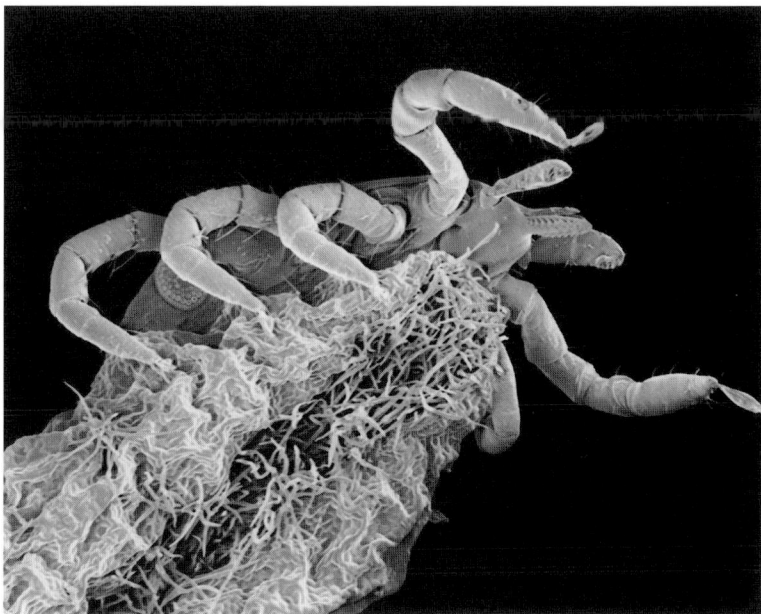
Abb. 4 b Nymphenstadium in Lauerstellung

mit Haaren und Borsten ausgestatteten Grube. Sie wird nach dem deutschen Wissenschaftler G. Haller »Haller'sches Organ« genannt und kann wahrscheinlich mechanische, thermische und chemische Reize wahrnehmen. Dieses Sinnesorgan registriert vermutlich die von einem Menschen, Tier oder Vogel hervorgerufene Erschütterung, Wärme, Feuchtigkeit oder das in der Atemluft enthaltene Kohlendioxid und ist für die Zecke bei der Wirtssuche unerlässlich.

Im Blindflug fallen sie auf ihr Opfer

Ist ein potentielles Opfer geortet, lässt sich die hungrige Zecke in Bruchteilen von Sekunden von ihm abstreifen oder aus geringster Höhe auf ihn fallen und versucht, sich an ihm festzuklammern. Wie oft Zecken dabei in ihrem Blindflug die Opfer verfehlen, wieder in Startposition krabbeln müssen – darüber gibt es bislang keine Untersuchungen.

Beim Einsammeln der Zecken, speziell beim Bewegen der Hand am Laubrand, konnten wir die Erfahrung machen, dass die beweglicheren ausgewachsenen männlichen Zecken den vermeintlichen Wirt anspringen. Zecken sind sehr unempfindlich gegen Druck, haben wahrscheinlich ein Hell-dunkel-Empfinden und verfügen über Angriffs-, Totstell- und Fluchtreflexe.

Die Haut des Opfers wird eingeritzt

Mittels Sinnesborsten an den vorderen Beinpaaren und den Tastern (Pedipalpen) am Mundwerkzeugapparat (Gnathostoma) sucht die Zecke eine geeignete Einstichstelle am Wirt. Ist diese gefunden, treten die Mundwerkzeuge in Aktion. Die an der Spitze der beiden Kieferklauen (Chelizeren) sitzenden Kieferklauenfinger ritzen die Wirtshaut und das darunter liegende Gewebe mit sägeartigen Bewegungen ein. Dann wird der mit Widerhaken ausgerüstete Saugrüssel (Hypostom) samt Speichelgang und Nahrungsrohr in die Wunde eingeführt. Dabei injizieren die Zecken ihren kristallklaren Speichel, der die Hautregion des Wirts betäubt, entzündungs- und blutgerinnungshemmend wirkt. Zur festen Verankerung wird zusätzlich eine gallertartige, schnell härtende Masse ausgeschieden, die den Saugrüssel in der Haut verkittet.

Der Saugrüssel wird in die Haut gestochen und verkittet

Der Vorgang des Einstechens dauert etwa 7–12 Minuten.

Durch das Nahrungsrohr werden dann Blut, Gewebssäfte und Zellsubstrate aufgesaugt, in den Darmsack der Zecke geleitet. Dabei können natürlich auch alle in Blut, Lymphe und Gewebe des Wirts befindlichen Erreger in den Zeckendarm und Speichelgang gelangen. Da der Mitteldarm der Zecke frei von aggressiven Verdauungsenzymen ist, kann der Erreger der *Borrelia burgdorferi* sich hier ansiedeln und vermehren.

Gleichzeitig infiziert die Zecke mit ihrem Speichel und – im fortgeschrittenen Stadium des Saugaktes – durch zeitweilige Entleerung ihres Darmes in den Wirt diesen mit krankmachenden Mikroorganismen.

Erreger gelangen aus dem Darm der Zecke ins Blut

Ein ausgewachsenes Zeckenweibchen saugt zwischen 5 und 14 (in Ausnahmefällen bis zu 21) Tagen. Dabei kann es das 100- bis 200fache seines Körpergewichtes an Blut aufnehmen und sich bis zur Erbsengröße aufblähen. Sein braunroter Leib bekommt dann eine hellgraue, dem Rizinussamen ähnliche Farbe. Diese hat auch bei der Namensgebung – *Ixodes ricinus* – die entscheidende Rolle gespielt.

Den Geschlechtsakt vollführt das Zeckenmännchen außer im Winter wahrscheinlich zu jeder anderen Jahreszeit am Weibchen. Dabei klammert es sich am Weibchen fest und führt seine Mundwerkzeuge mit dem zylinderförmigen Sexualorgan (Spermatophore) in die Geschlechtsöffnung des Weibchens ein. In der Literatur wird auch vom Geschlechtsakt am saugenden Weibchen gesprochen. Im April und Mai kopulierten sie sogar bei uns im Fanggefäß.

Auch bei der Paarung ist eine Erregerübertragung von Männchen auf Weibchen denkbar.

Die Männchen verenden nach dem Paarungsakt. Die vollgesogenen Weibchen lassen sich vom Wirt auf den Erdboden fallen und suchen einen geschützten Ort, wo sie verharren. Nach 8–30 Tagen erfolgt die Ablage von 500–5000 Eiern, die schon durch die weibliche Zecke mit den verschiedensten Erregern infiziert sein können. Eier, die im Spätherbst gelegt werden, können wie alle anderen Entwicklungsstadien auch bei tiefsten Temperaturen im Erdboden überwintern. Nach der Eiablage sterben die Weibchen.

Männchen sterben nach der Paarung

Weibchen sterben nach der Eiablage

Entwicklungsstadien und Erregerübertragung

Die Zecke durchläuft drei Entwicklungsstadien:
- Larve,
- Nymphe und
- Adulte.

Sie dauern je nach örtlichen Gegebenheiten (Vegetation, Klima, Witterung, vorhandene Wirte) normalerweise 2–3 Jahre. Jedem neuen Stadium geht eine Mahlzeit voraus, die aus Blut besteht. Bei

Weibliche Zecken saugen dreimal Blut

jedem Saugakt können Erreger von der Zecke auf den Wirt und umgekehrt übertragen werden. Weil eine weibliche Zecke demnach im Laufe ihres Lebens dreimal zum Blutsauger werden muss, spricht man von einer dreiwirtigen Zecke.

Bei Männchen, die ohne vorherige Blutmahlzeit kopulieren können, genügen auch zwei Wirte. Sind die regionalen Gegebenheiten günstig und vor allem Wirte in großer Zahl vorhanden, kann der Lebenszyklus theoretisch innerhalb eines Jahres abgeschlossen sein.

Unter Umständen warten die Zecken, deren Aktionsradius sehr beschränkt ist, jedoch sehr lange auf einen vorbeikommenden Wirt. Sie sollen für diesen Fall eine Überlebensfähigkeit von bis zu 5 Jahren haben, in der sie gänzlich ohne Nahrung auskommen (Abb. 5).

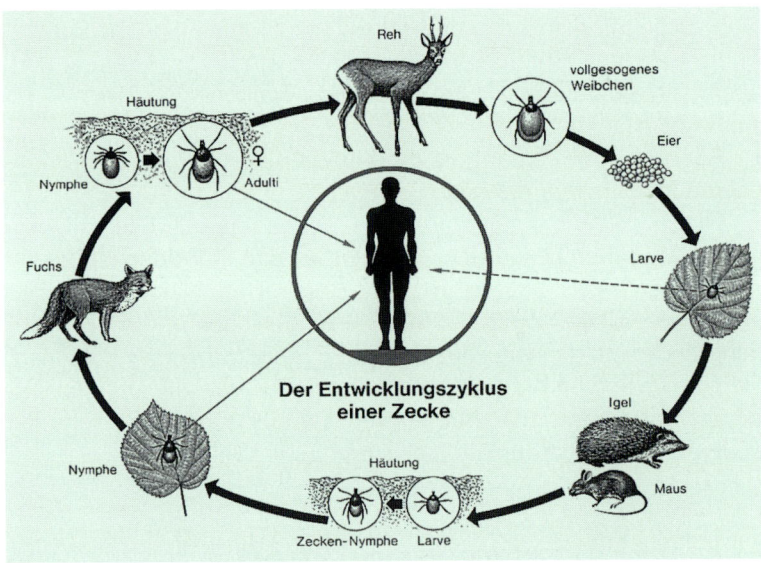

Abb. 5   Entwicklungszyklus einer Zecke (Grafik: Baxter)

Larven haben drei Beinpaare

Larve (Abb. 6). Die frühestens einige Wochen nach der Eiablage geschlüpfte Larve des Holzbocks, d. h. also der Schildzecke *Ixodes ricinus*, hat 3 Beinpaare und erreicht eine Körperlänge von etwa 0,5 Millimeter. Ihr Schild bedeckt rund ein Drittel des Rückens. Die mit bloßem Auge kaum zu erkennende Larve erklimmt nur niedrigste Vegetationsformen der Krautschicht bis zu 20 Zentimetern Höhe wie Gräser, Blumen und Moose. Als Wirte kommen vor allem Kleinnager wie Mäuse der Gattungen Erdmaus, Gelbhalsmaus, Rötelmaus oder Waldmaus, Igel, Eidechsen und Vögel in Frage. Auch größere Säugetiere können von Larven befallen werden. Vorsichtige Schätzungen gehen davon aus, dass Borreliose beim Menschen nur in etwa 5 Prozent der Fälle durch Zeckenlarven verursacht wird, denn viele Hautregionen sind für die Mundwerkzeuge der Larven noch zu dick. Im Darm der mit *Borrelia burgdorferi* infizierten Larven ließen sich nach der Blutmahlzeit bis zu 2700 der schraubenförmigen Borreliose-Bakterien nachweisen.

Larven leben bis zu 20 cm Höhe über dem Boden

Bis zu 2 700 Borreliose-Bakterien in einer Larve

Bis zur Sättigung benötigt die Larve auf ihrem Wirt 2–4 Tage. Wenn sie ihn vollgesaugt verlässt, hat ihre Körpermasse um das 10- bis 20fache zugenommen.

Die von allen Entwicklungsstadien beim Saugakt erbrachte Leistung ist nicht nur wegen der Dehnung des Körpers enorm. Zecken dicken das Blut auch noch ein und spritzen das überflüssige, beim Eindicken entstandene Wasser dem Wirt wieder in den Körper. Somit schafft sich die Zecke einen großen Energievorrat, der ihr Überleben bis zur nächsten Blutmahlzeit sichert.

Nymphe (Abb. 6). Die etwa 5 Wochen bis 5 Monate dauernde Phase der Häutung und Verwandlung zur Nymphe verbringt die Zecke im Laub. Nach der Metamorphose werden die nun 4 Beinpaare und doppelte Larvengröße besitzenden Nymphen mit ihrem weniger als den halben Rücken bedeckenden Schild aktiv. Der Name Nymphe kommt aus der griechischen Mythologie und steht für ein geschlechtsloses Wesen. In der Tat ist den Nymphen nicht anzusehen, ob sie eine männliche oder eine weibliche Zecke sind. Ihre Mundwerkzeuge können sich nun auch durch eine kräftigere Haut arbeiten, und mit ihren Beinen klettern sie an hohen Gräsern, Farnen und Sträuchern bis in 40–75 Zentimeter Höhe. Dort warten sie auf geeignete Wirte, zu denen neben Igel, Kaninchen, Hase, Marder und Eichhörnchen, Vögeln (z. B. Amsel, Singdrossel oder Eichelhäher) auch alle Wildtiere, landwirtschaftliche Nutztiere, Haustiere wie Hund oder Katze sowie der Mensch gehören. Man schätzt, dass rund 70 Prozent aller Borreliose-Patienten von einer Nymphe infiziert wurden. In Därmen junger Nymphen wurden schon über 60 000 Borreliose-Spiralbakterien gemessen

Nymphen leben im Laub …

… und kriechen bis in Höhen von 40–75 cm

Bis zu 60 000 Borreliose-Bakterien in einer Nymphe

Bevor sie sich wieder trennt, saugt die Nymphe 3–6 Tage am

Wirt und nimmt dabei das 15- bis 40fache ihrer eigenen Körpermasse auf.

Adulte (Abb. 6). Als letztes Stadium folgt nun nach 4–8 Wochen Häutung und Umwandlung das Erwachsenenstadium – es entwickelt sich die männliche oder weibliche Adulte, die man auch Imago nennt.

In diesem Endstadium erreicht die männliche Adulte etwa 2,5 Millimeter Größe und besitzt einen den ganzen Rücken bedeckenden Chitinpanzer. Die etwa 3,5 Millimeter große weibliche Adulte hat den kleineren herzförmigen Rückenschild und eine Geschlechtsöffnung auf der Höhe des Ansatzes des ersten oder zweiten Beinpaares.

Ausgewachsene Zecken mit bis zu 5 m Aktionsradius

Der Aktionsradius dieser Zecken kann mehr als 5 Meter betragen. Die Warteposition nehmen adulte Zecken auf Pflanzen in Höhen zwischen 25 und 100 Zentimetern ein. Deshalb erreichen sie als Wirte neben größeren Vögeln wie Mäusebussard und Waldkauz vermehrt auch größere Säuger wie Kühe und Pferde sowie unter den Wildtieren vor allem Rehwild und Hirsche. Weibliche Adulte

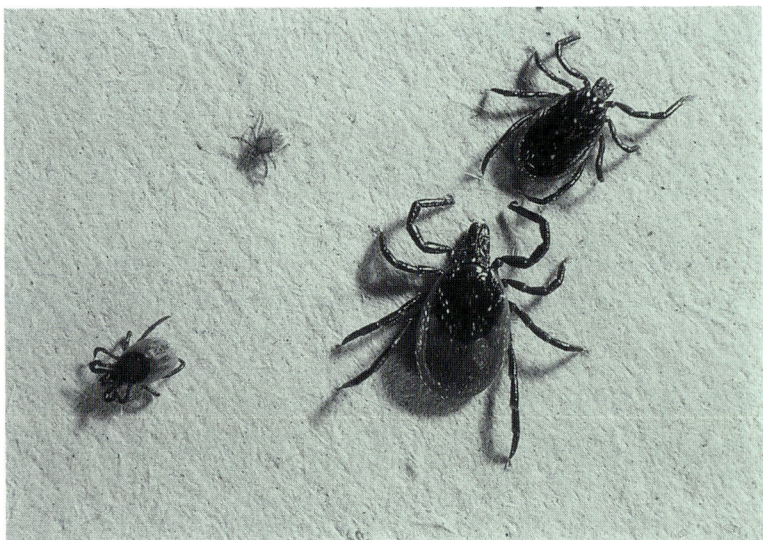

Abb. 6 Zecken in verschiedenen Entwicklungsstadien: Larve (links oben), Nymphe (links unten) und Adulte (rechts oben und unten) (Foto: A. Grambow/Baxter)

treten bei den menschlichen Borreliose-Infektionen etwa in 25 Prozent der Fälle in Erscheinung. Männliche Adulte spielen wegen der für den Erhalt der Art nicht unbedingt nötigen dritten Blutmahlzeit bei der Erregerübertragung eine untergeordnete Rolle.

Infektionen überwiegend von Weibchen übertragen

Der Lebenszyklus schließt mit der Paarung bzw. Ei-Ablage.

Vorkommen und Durchseuchung der Zecken

Der Holzbock, d. h. die Schildzecke *Ixodes ricinus*, hat sich im Laufe der Evolution zu einem wahren Überlebenskünstler entwickelt und fand durch ihre enorme Anpassungsfähigkeit europaweit Verbreitung (Abb. 7). Da sie außer Ameisen, Eidechsen, Vögeln, Spitzmäusen und den mitunter auf Zeckenlarven parasitierenden Schlupfwespen kaum natürliche Feinde hat, ist sie praktisch von den Küsten bis zur Vegetationsgrenze der Gebirge anzutreffen. Eine weitere Verbreitung kann ständig durch Wildtiere und über größere Strecken durch Vögel erfolgen. Und wo Zecken auftreten – das ergaben zahlreiche Stichproben-Studien der letzten Jahre – sind Larven, Nymphen und Adulte auch mit Borrelien infiziert.

Weitere Verbreitung durch Wild und Vögel

In den verschiedensten Regionen sammelten dafür engagierte Ärzte und Wissenschaftler Zecken in der Nähe und außerhalb menschlicher Ansiedlungen. Bei der aufwendigen Suche wird meist die Fahnenmethode angewandt: Ein weißes Tuch schwenkt man über Gras, Gebüsch und Laub – am besten auf Wildpfaden, an Waldrändern und bevorzugten Aufenthaltsorten von Kleinnagern. Danach werden die Zecken vom Tuch abgelesen und in einem Gefäß gesammelt. Nach der Trennung in Larven, Nymphen, männliche und weibliche Adulte erfolgt die Untersuchung auf Borrelien mit aufwendigen Labormethoden.

Von 191 wirtssuchenden Zecken, die Anfang der 90er Jahre an acht Stellen im Landkreis Neustadt/Aisch-Bad Windsheim (Bayern) gesammelt wurden, konnten so an einzelnen Standorten Durchseuchungsraten der Zecken von 8–60 Prozent ermittelt werden. Im Durchschnitt waren 28 Prozent der Zecken mit *Borrelia burgdorferi* infiziert. Im Jahre 1995 fand man in Nord-Baden Befallsraten zwischen 19 und 44 Prozent. In zwei Fangperioden (Mai bis Juli und

Teilweise hohe Durchseuchungsraten

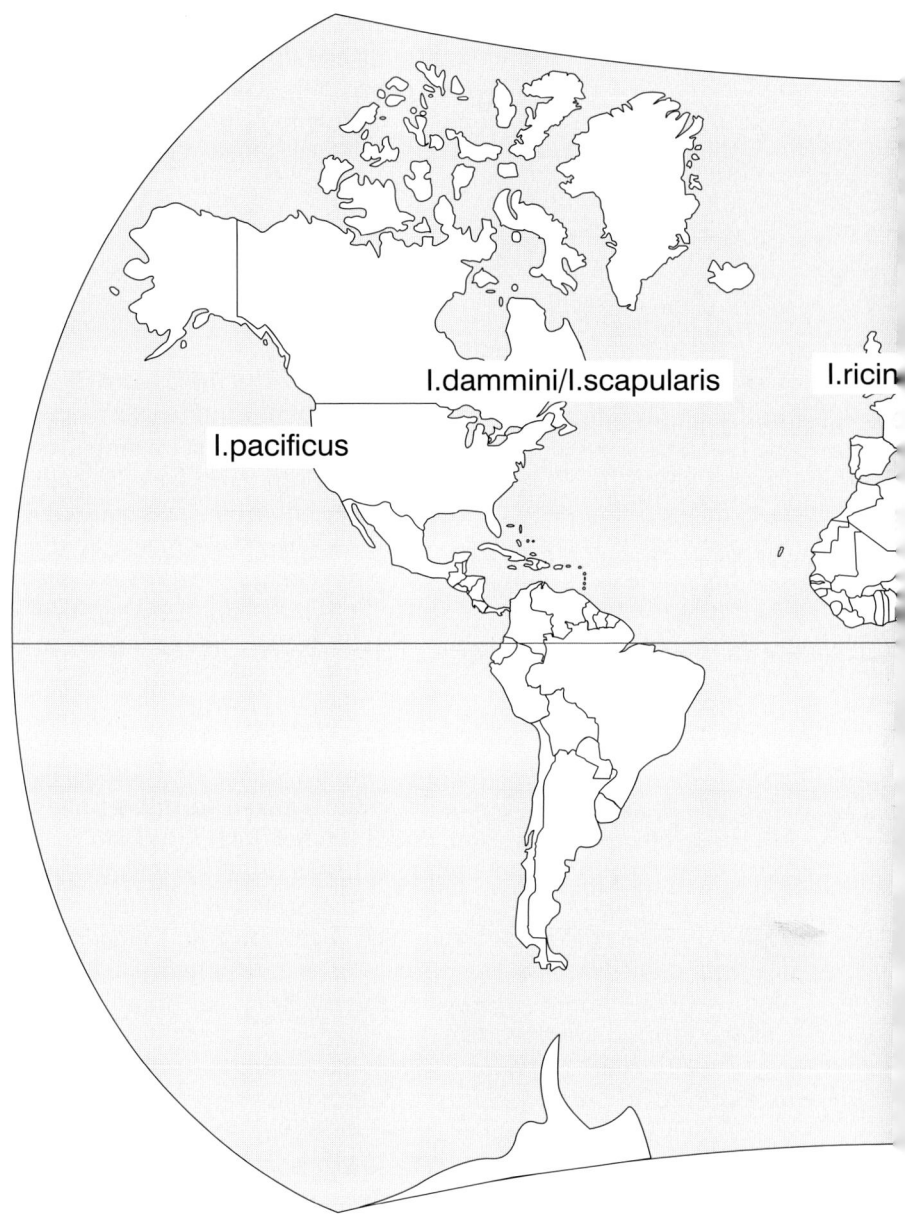

Abb. 7
Bisher bekannte Verbreitung der Borreliose im Lebensraum von Schildzecken (Ixodes)

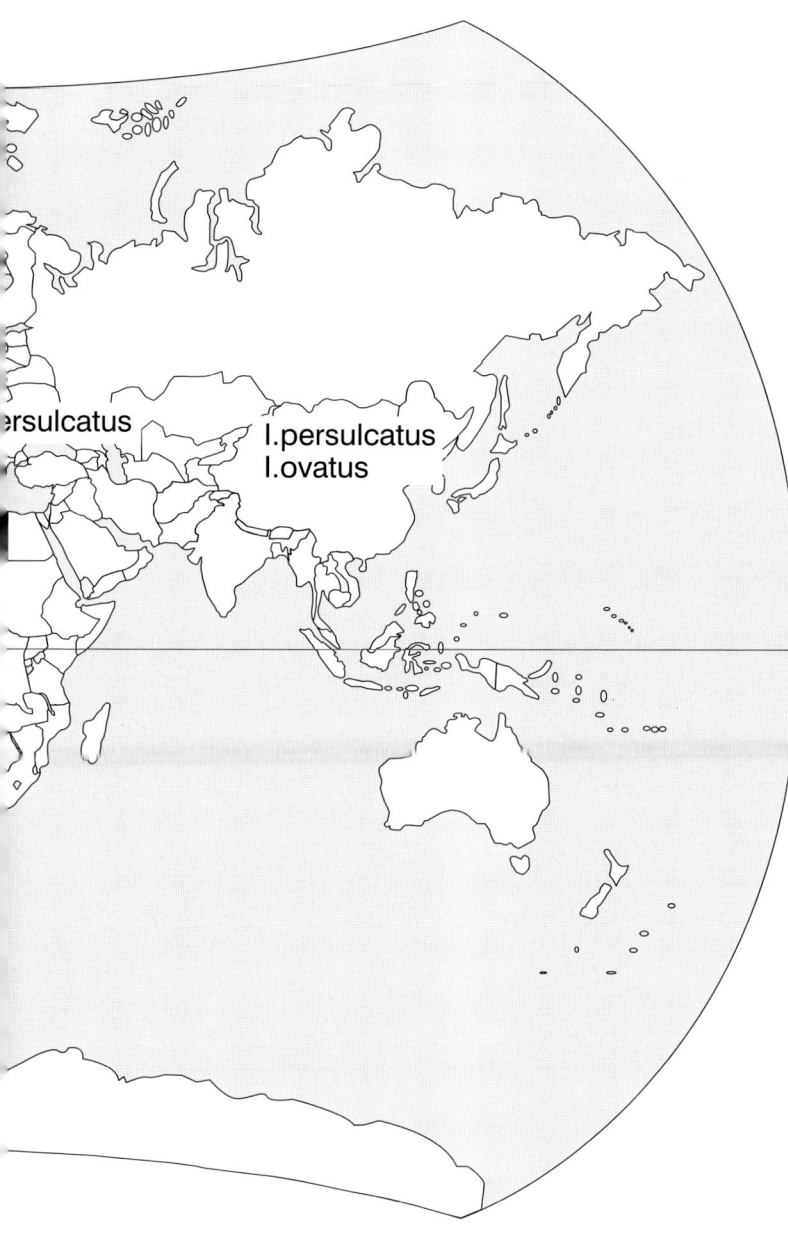

August bis Oktober) 1997 wurden an 32 Orten in Sachsen und den Grenzgebieten benachbarter Bundesländer 3234 Zecken auf Borrelien untersucht. Dabei schwankten die Durchseuchungsraten zwischen 0 und 57,14 Prozent. Die durchschnittliche Infektionsrate der Zecken betrug 23,7 Prozent.

Ähnliche Untersuchungen und Ergebnisse existieren auch aus weiteren Gegenden Bayerns, aus Norddeutschland (Hannover, Lüneburg), Mecklenburg-Vorpommern, Brandenburg, Berlin, Thüringen, aus Österreich und der Schweiz.

Larven sind stets geringer infiziert (1–5 Prozent) als Nymphen (3–50 Prozent) und Adulte (10–60 Prozent).

> Allgemein wird davon ausgegangen, dass in Europa jede dritte bis zehnte Zecke mit *Borrelia burgdorferi* durchseucht ist. Auch der ganze deutschsprachige Raum ist damit Borreliose-Endemiegebiet, also eine Gegend, in der Sie sich ständig mit dem Bakterium *Borrelia burgdorferi* infizieren können!

Wo es Ixodes-Zecken gibt, gibt's auch Borrelien

Weltweit betrachtet, kommt die Lyme-Borreliose wahrscheinlich überall dort vor, wo Ixodes-Zecken heimisch sind. Neben dem Holzbock (*Ixodes ricinus*) sind dies vor allem die Verbreitungsgebiete der Asiatischen Schildzecke (*I. persulcatus*), der Rehzecke (*I. dammini* bzw. *scapularis*), der Schwarzbeinigen Rehzecke (*I. pacificus*) und von *I. ovatus*. Es gibt dazu umfassende Untersuchungen aus den USA. Fälle von Lyme-Borreliose sind inzwischen aus fast allen europäischen Staaten bekannt, ebenso aus dem asiatischen Russland, Kanada, China und Japan, Ägypten, Kongo, Südafrika und Australien.

Wo Menschen zum Wirt des Holzbocks werden

Wie alle großen Säugetiere ist der Mensch ein bevorzugter Wirt des heimischen Holzbocks. Die Schildzecke *Ixodes ricinus* lauert zwar nicht, wie vielfach verbreitet, auf Bäumen, um sich auf seine Opfer zu stürzen. Sie könnte höchstens einmal aus einem Vogelnest oder aus Vogelgefieder fallen. Larven, Nymphen und adulte Männchen oder Weibchen stecken jedoch auch nicht nur in der Laubschicht des Bodens. Sie erklimmen entsprechend ihren drei Entwicklungsstadien verschieden hohe Gräser, Farne und Sträucher bis in eine Höhe von einem Meter. Manche Biotope lassen von vornherein auf eine große Zeckenpopulation schließen und man kann sie meiden. Aber längst haben die Plagegeister Orte der menschlichen Zivilisation erobert, wo man sie auf den ersten Blick nicht vermutet.

Wälder, Waldränder, Dickicht (Abb. 8). Die klassischen Aufenthaltsorte des Holzbocks sind Waldgebiete mit viel Unterholz, dichtem Farn und Ginster, Schonungen mit Unterwuchs und Gestrüpp. Doch auch in Laub- und Mischwäldern ohne Unterwuchs, an Übergängen von Laub- zu Nadelwald sowie Hoch- zu Niederwald sind sie zu finden. Besonders gern besiedeln Zecken Flächen mit Buchen und Eichen. Deren Laub benötigt mehrere Jahre zum Verrotten, bildet deshalb eine oft mehrere Zentimeter starke Schicht mit einer für diese Spinnentiere interessanten Feuchte. Weiterhin befinden sich ihre bevorzugten Plätze auf Waldlichtungen mit kniehohem Gras, an Waldrändern und vor allem auch an Wildpfaden.

Buchen- und Eichenwälder besonders beliebt

Wiesen, Weiden. Vor allem Wiesen und Weiden ohne regelmäßigen Schnitt sind beliebt. Die Zecken halten sich hier gern in der Nähe von schützenden Büschen auf.

Vor allem, wenn nicht gemäht wird…

Denken Sie auch beim Picknick im Grünen oder bei Liegewiesen an Badeseen an Zecken. Selbst Wegränder sind oft eine besondere Gefahrenquelle für Spaziergänger. Da dort adulte Zecken auf Gräsern und krautigen Pflanzen, in der Nähe von Holunder-, Haselnuss-, Himbeer- und Brombeersträuchern warten.

Bach- und Flussauen. Hier lauern die Zecken vor allem im hohen Gras und Gestrüpp.

Parkanlagen. Füchse und Vögel haben Zeckenpopulationen mittlerweile in viele Parks von Großstädten eingeschleppt. Auch wer im Herbst gern auf den Alleen mit den Füßen im Laub raschelt oder vom Weg abweicht, kann sich einen Holzbock einfangen. Vor allem bilden Parks dann ein ideales Milieu, wenn das gefallene Laub nicht beräumt wird.

Vorsicht mit abgefallenem Laub

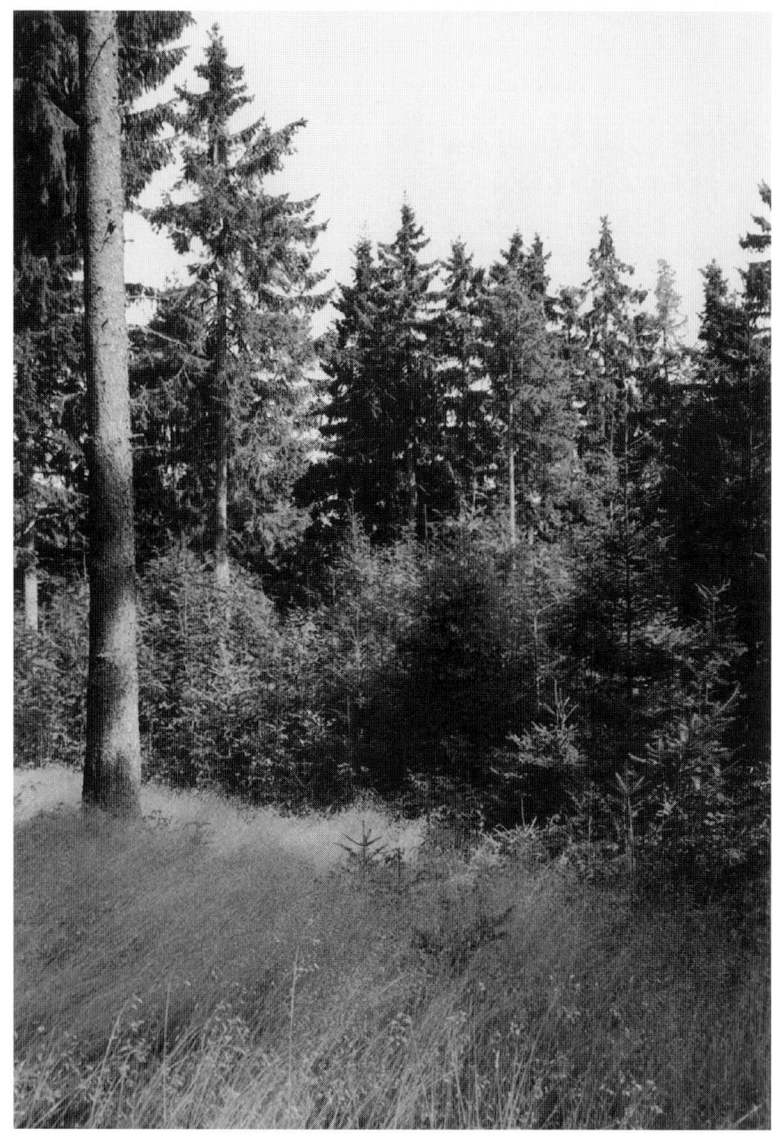

Abb. 8 Typischer Aufenthaltsort von Zecken (Fotos: Helfricht)
a) Waldränder

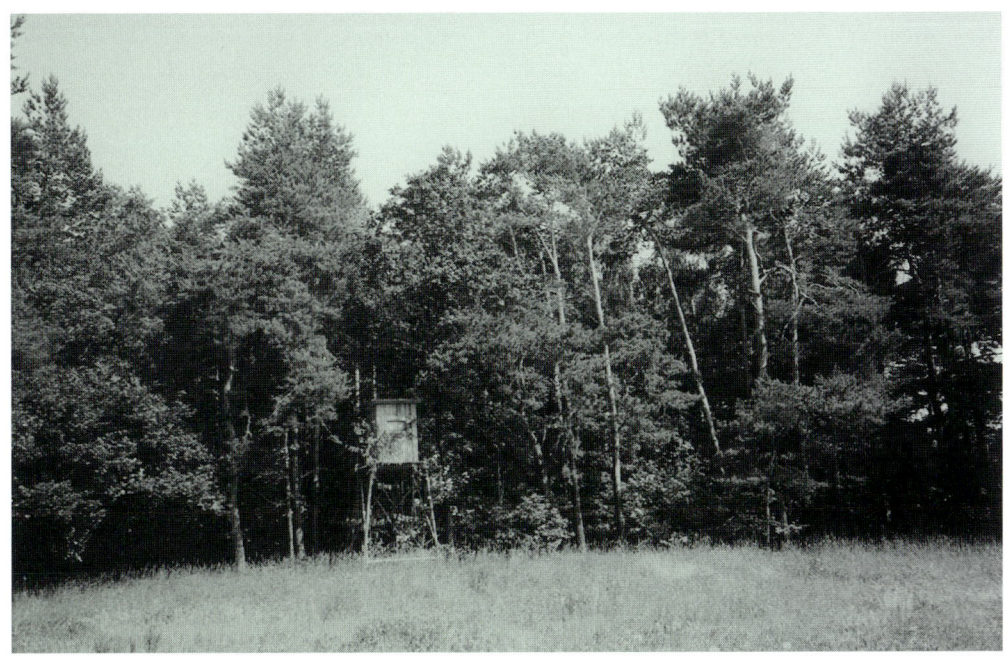

Abb. 8 b)   Waldlichtungen mit hohem Gras, Strauchwerk und Unterholz

Hausgärten. Selbst Gärten, die keinerlei Nähe zu Wäldern und Heidelandschaften haben, können ein ideales Zeckenrevier sein. Beerensträucher, Hecken, Ziergehölze, Blumenbeete, Spalierwein – sogar in einem nur wenige Wochen blühenden Zierbäumchen im Kübel aus dem Baumarkt wurden schon Holzböcke gefunden. Häufig halten sie sich auch entlang sogenannter Katzenwege auf.

Wohnungen. Normalerweise dringen Holzböcke nicht in Wohnungen ein. Unter Umständen werden sie jedoch durch Haustiere wie Hunde und Katzen eingeschleppt, an Topfpflanzen abgestreift. Sitzen sie im nichtsaugenden Zustand noch im Fell der Tiere, können sie bei Kosetieren und sogenannten Schoßhündchen zu einer Gefahr für den Menschen werden. Auch mit blühenden Zweigen von Sträuchern oder von Kindern nach Hause gebrachten Igeln können Zecken in den Wohnbereich gelangen.

Haustiere schleppen Zecken ein

> **Vorsicht!** Auch in den eigenen vier Wänden sind Sie vor Zecken nicht sicher.

Tierarztpraxen. Eine theoretische Gefahr ist durch nichtsaugende Zecken in Fell oder Gefieder von Tieren und Vögeln selbst in Tierarztpraxen gegeben.

Besonders gefährdete Gruppen

Bei einer erst seit recht kurzer Zeit erkannten und behandelten Krankheit wie der Borreliose darf es nicht verwundern, dass es kaum Untersuchungen zur Erkrankungshäufigkeit von Risikogruppen gibt. Dabei ist nicht nur an Berufsgruppen, sondern vor allem auch an Gruppen mit speziellen Freizeitinteressen zu denken.

Beschäftigte im Forstdienst. Lediglich diese Gruppe war bisher Gegenstand publizierter Studien. Sie wurde laut einer Untersuchung durchschnittlich 60-mal häufiger von Zecken gestochen als die übrige Bevölkerung und war fünfmal mehr an großflächigen Hauterkrankungen, die auf eine durch Borrelien verursachte Wanderröte hindeuteten, erkrankt. Deshalb ist die Zecken-Borreliose teilweise bereits als Dienstunfall bei Forstbeamten im Außendienst anerkannt. Gleichermaßen dürften aber auch *Forststudenten* und ihre *Lehrkräfte* betroffen sein.

Forstleute 60-mal häufiger gestochen als die übrige Bevölkerung

Jäger. Von Jägern ist bekannt, dass sie durch den Kontakt mit frisch erlegtem Haarwild einem zusätzlichen Infektionsrisiko ausgesetzt sind. Beim Transport, Ausweiden und Abhängen der Tiere können die oft massenhaft im Fell befindlichen, nichtsaugenden und infizierten Zecken dem Jäger gefährlich werden.

Weitere gefährdete Gruppen. Langjährige Praxiserfahrungen zeigen, dass gefährdete Gruppen vor allem unter nachfolgenden Personenkreisen zu finden sind:
- Mitarbeiter von Gartenbaubetrieben, Bauern und Winzer. Sie verbringen einen großen Teil ihres Erwerbslebens in der Natur und sind deshalb einem besonderen Risiko ausgesetzt, von

Zecken gestochen zu werden. Selbst die immer häufiger zur Pflege von Stadtparks und Straßenrändern eingesetzten ABM-Kräfte gehören dazu. Bei Bauern birgt der Umgang mit Tieren ein Zusatzrisiko.

- Soldaten, Polizisten. Nicht nur bei Geländeübungen und Manövern, auch beim Auslandseinsatz sollte an den Feind Zecke gedacht werden. Denn wie im nächsten Kapitel erklärt wird, bringt selbst die vollständig geschlossene Kleidung oder Uniform keine 100-prozentige Sicherheit. Vor allem Angehörige der Bereitschaftspolizei sind bei Suchaktionen in von Zecken gern frequentierten Naturräumen gefährdet. Das Gleiche trifft auf Patrouillen der Grenzschützer zu.

Uniformen bieten keine Sicherheit

- Veterinärmediziner. Sowohl die auf Großtiere spezialisierten Mediziner als auch alle in Kleintierpraxen Beschäftigten sind durch den häufigen Kontakt mit Wirtstieren von Zecken einem erhöhten Risiko ausgesetzt.
- Naturfreunde, Camper, Angler. Vielfach wird unterschätzt, dass durch Zecken verursachte Infektionskrankheiten vor allem in der Freizeit erworben werden, z. B. bei Spaziergängen in Heidelandschaften und Wäldern, in hohem Gras an Bächen und Teichen oder beim Campen in naturbelassener Gegend.
- Wanderer, Jogger, Golfspieler. Auch Wanderer können häufig Opfer von Zecken werden. Beim Querfeldein-Jogging oder Orientierungslauf im Gelände ist die Gefahr wohl am größten. Beim Golf liegt die Gefahr im Rough. Dort ist das Rückzugsgebiet für alle Zecken, die durch den kurz gehaltenen Golfplatzrasen vertrieben wurden. Wer seinen verschlagenen Ball dort sucht, kann leicht ihr Opfer werden.

Vorsicht beim Querfeldein-Joggen und bei Orientierungsläufen

- Pilz- und Beerensammler. Sie suchen genau in jenen Regionen, wo sich Zecken aller Entwicklungsstadien bevorzugt aufhalten, nämlich im Unterholz und Krautschichten der Wälder.
- Besitzer von Haustieren. Einerseits durch den möglichen Kontakt mit nichtsaugenden Zecken im Fell der Haustiere, andererseits durch den regelmäßigen Aufenthalt an Flussauen, in Parks, Wäldern und auf Wiesen ist das Infektionsrisiko für Besitzer von Haustieren erhöht.
- Schrebergärtner. Auch im Haus- oder Schrebergarten sollten Sie an das Vorhandensein von Zecken denken. Vor allem Rentner werden hier oft gestochen.

Schutzmaßnahmen gegen Zeckenstiche

Natürlich besteht der wirksamste Schutz gegen Zeckenbefall in der Vermeidung all jener Orte, wo Zecken hauptsächlich auftreten können. Doch ist die Meidung der Natur nicht jedem möglich und hinsichtlich ihres großen Erholungswertes sicher der falsche Weg. Da es anders als bei der Frühsommer-Meningoenzephalitis (FSME) gegen die Borreliose bisher keinerlei vorbeugenden Impfstoff gibt, besteht die Prophylaxe vor allem aus einigen Verhaltensweisen, die nichts kosten, sich aber bestens bewährt haben.

Kein Impfstoff gegen Borreliose

Richtige Kleidung. Mit richtiger Kleidung kann man der Zecke den freien Zugang zu unserer Haut verwehren. Geschlossenes Schuhwerk, lange Hosen und langärmelige Hemden sind günstiger als Sandalen, kurze Hosen und leichte Nickis. Ideal wäre es, die Socken über die Hosen zu stülpen. Die Kleidung sollte wie bei Overalls an Beinen und Armen eng anliegen. Zecken scheinen an glatten Stoffen nicht so gut Halt zu finden und können an hellen Textilien besser gesehen und abgelesen werden.

Eng anliegende Kleidung aus glattem Stoff hilft

Die Autoren bevorzugen an warmen Tagen selbst lieber luftige, kurze anstelle von schweisstreibenden Kleidungsstücken. Doch dann wandern wir auf breiten Waldwegen, streifen nicht durch Unterholz und hohes Gras.

Absuchen des Körpers. Entscheidende Bedeutung hat das Absuchen des Körpers nach Waldläufen und Aufenthalten in der Natur. Schon vor dem Haus sollte die Kleidung nach Zecken abgesucht werden. Diese verstecken sich gern an Hosenbeinen und Armmanschetten sowie am Kragen. Am besten, man hilft sich gegenseitig und schaut auch auf Haare, Hals, Nacken und Rücken. Nach dem Duschen und Abreiben mit dem Handtuch sollte die Kontrolle unbedingt wiederholt und dann auf Schamgegend, Innenseite der Oberschenkel, Bauchnabelbereich, Achseln, Kniekehlen und alle anderen, schlecht einsehbaren Körperstellen ausgedehnt werden. Dabei ist zu berücksichtigen, dass die Zecke im Larvenstadium lediglich einen halben Millimeter groß, also nicht größer als der Punkt am Ende dieses Satzes ist. Wem es nutzt, der sollte deshalb unbedingt die Brille aufsetzen. Auch ein großer Spiegel kann gute Dienste leisten. Kinder müssen von Erwachsenen kontrolliert werden!

Nach dem Duschen Kontrolle auf Zecken wiederholen

Kinder durch Erwachsene absuchen lassen

Ein zusätzlicher Schutz wird auch durch die Aufbewahrung getragener Kleidungsstücke in Trockenräumen erreicht. Nach 2–3 Tagen vertrocknen die in der Kleidung versteckten Zecken. Der gleiche Effekt wird innerhalb von 30 Minuten im Wäschetrockner erzielt.

> **Merke!** Vergessen Sie nicht, nach einem Spaziergang in der freien Natur unbedingt auch mitgenommene Haustiere abzusuchen!

Zeckenschutzmittel. Die von Supermärkten, Drogerien und Apotheken angepriesenen Zeckenschutzmittel (Repellentien) sind nur begrenzt zu empfehlen, denn sie können eine falsche Sicherheit vermitteln!

Repellentien nur begrenzt sinnvoll

Meist wurden sie gegen Insekten wie Mücken entwickelt und scheinen selbst da nicht 100-prozentig zu funktionieren. Diese häufig übelriechenden Mittel werden auf die Haut oder Kleidungsstücke gesprüht bzw. eingerieben und sollen Zecken schon von Socken, Hosen oder Ärmeln fernhalten. Manche töten die Plagegeister, andere vertreiben sie nur. Die Chemikalien verlieren aber durch Schweiß und Schmutz besonders schnell und nach 2 Stunden meist sowieso ihre Kraft. Überdies sind sie wegen ihrer Nebenwirkungen bei Kindern oft nicht einsetzbar.

> Grundstücks- und Gartenbesitzer können durch folgende Maßnahmen versuchen, Zecken von ihrem Grundstück fernzuhalten:
> - Vom Frühling bis zum Herbst keine Vögel füttern.
> - Gegen die Zecken einschleppenden Mäuse einen kniehohen, engmaschigen Draht am Gartenzaun anbringen und etwas im Boden versenken.
> - Auf Komposthaufen nicht wahllos alle Küchenabfälle deponieren – sie locken Mäuse an!
> - Den Rasen kurz halten.

Zeckenschutz im Garten

Die Zecke am menschlichen Körper

Für den Gemeinen Holzbock ist der Mensch ein willkommenes Wirtstier, bei dem er sich in jedem Stadium seines Zeckenlebens zu einer Blutmahlzeit festsaugen kann. Einige Menschen scheinen mehr, andere weniger von Zecken bevorzugt zu werden. Dies kann an der Zusammensetzung des Schweißes oder verschiedenen Hautfaktoren liegen. Die genauen Ursachen sind noch nicht genügend erforscht. Dass manche Menschen mit ihrem besonders süßen Blut die Zecken anlocken, ist jedoch eine Mär. Eine gewisse Verteilung ergibt sich aus der Körpergröße:

Beliebte Einstichstellen bei Kindern und Erwachsenen

- Bei Kindern sitzen Zecken häufig in den Haaren, in der Nackenregion (hier besonders am Haaransatz) und an den Schläfen, weil sie oft in Höhen zwischen 10 und 100 Zentimetern von der Vegetation abgestreift werden. Sie tauchen aber auch an jeder anderen Körperregion auf.
- Bei Erwachsenen wird man in vielen Fällen unterhalb der Gürtellinie (Beine, Kniekehlen, auch Gesäßfalte, Leisten- und Genitalregion) fündig. Doch auch dafür gibt es keine Garantie.

Ist die Zecke sicher auf dem Menschen gelandet, klammert sie sich erst einmal fest an. Dies geschieht meist auf der Kleidung. Dann beginnt sie – wenn nötig, auch viele Stunden – ihre Exkursion auf unserem Körper. Immer auf der Suche nach einer geeigneten Hautstelle, wo sie mit ihren Mundwerkzeugen bequem einstechen kann. Bei adulten männlichen Zecken konnten wir mehrfach beobachten, wie sie schnell und zielsicher die Lücken in der Kleidung (Hosenbeine, Hemdsärmel, Hals- oder Bauchnabelausschnitte) ansteuerten und danach zu den »Filetstücken« der Haut krabbelten, wo die Hornschichten am dünnsten und weichsten sind. Die Zecke kann sich also durchaus am Fuß festgeklammert haben – die Einstichstelle befindet sich dann aber vielleicht in der Kniekehle. Selbst auf der bloßen Haut unternimmt sie noch lange Wanderungen, sucht sich beispielsweise eine dünne Hautstelle an den erogenen Zonen oder in den Achselhöhlen.

Die Zecke sucht sich die optimale Einstichstelle …

Mit ihren Mundwerkzeugen ritzt sie die Haut auf und führt ihren Saugrüssel ein (s. Kap. »Der Holzbock – Körperbau, Funktion und Paarung«). Wir merken davon in der Regel überhaupt nichts, weil ihr Speichel die Körperstelle lokal betäubt und gleichzeitig das Blut ungerinnbar macht. Der Saugvorgang am Körper kann, wenn

… und saugt 2–14 Tage lang

wir die Zecke nicht versehentlich – vielleicht weil es irgendwo juckt – wegkratzen, 2–14 Tage dauern. Sind die Zecken satt, verlassen sie den Menschen.

Häufig beendet die Zecke ihre Mahlzeit ungehindert oder wird durch Kratzen unbemerkt entfernt, denn nur 50 Prozent der an Borreliose erkrankten Patienten erinnern sich an den Zeckenstich.

Durch ihr mit Widerhaken ausgerüstetes Saugrohr, welches die Zecke zusätzlich in der Haut verkittet, wird sie selbst durch Duschen und Frottieren kaum beim Saugakt gestört.

Wie wird die Zecke am besten entfernt?

Wer eine Zecke am Körper entdeckt, sollte vor allem erst einmal Ruhe bewahren. Eine Zecke muss nicht unbedingt Träger von krankmachenden Mikroorganismen sein. Trotzdem ist nach einiger Zeit der Fassung Eile geboten, denn ihr sofortiges Entfernen nach dem Entdecken kann das Infektionsrisiko stark senken. Dies hängt mit einer Besonderheit des Saugaktes zusammen: Die Borreliose-Bakterien gelangen nämlich frühestens nach 2 Stunden, meist aber erst 1–2 Tage nach Beginn der Blutmahlzeit aus der Zecke in die Gefäße der menschlichen Haut. Diese Erreger halten sich im Mitteldarm der Blutsauger auf, dessen Inhalt nach einer bestimmten Saugzeit von der Zecke quasi in den Wirt erbrochen wird. Gelingt es also, das lästige Spinnentier rechtzeitig zu entfernen, gelangen mögliche Infektionserreger gar nicht erst in den Körper!

Sofort herausziehen senkt das Infektionsrisiko!

Wie man die Zecke am besten beseitigt und ob sie vorher gar betäubt werden muss – daran schieden sich lange die Geister.

Heute wird als einzig günstige Möglichkeit empfohlen, Zecken mit einer dünnen, gut schließenden Pinzette (Abb. 9) parallel zur menschlichen Haut zwischen den Stechwerkzeugen und dem Körper zu packen und schließlich mit einer Ziehbewegung zu beseitigen.

Da die Widerhaken keinerlei Gewindeprinzipien gehorchen, ist es völlig nutzlos und sogar gefährlich, die Zecke links- oder rechtsherum herauszudrehen – sie wird gerade herausgezogen!

Drehen der Zecke nutzlos und gefährlich

An dieser Stelle muss etwas zu den sogenannten »Zeckenzangen« (Abb. 9) aus Plastik gesagt werden, die im Handel kursieren.

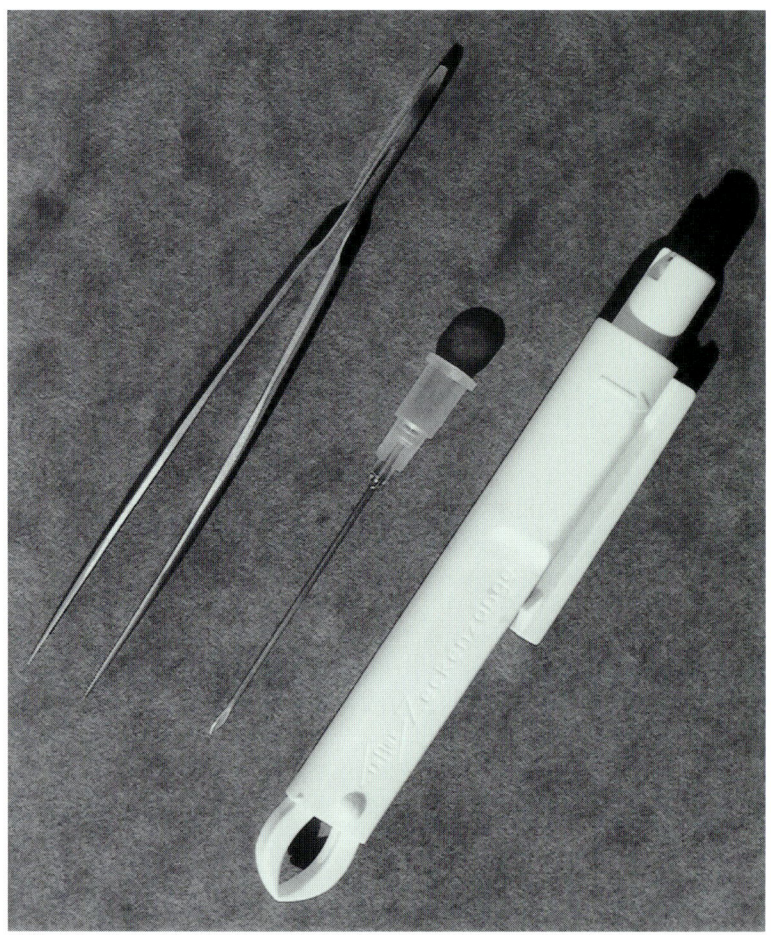

Abb. 9 Pinzette, Kanüle und »Zeckenzange« zum Entfernen von Zecken (Foto: Häßler)

Auf keinen Fall zerquetschen!

Sie eignen sich höchstens als Zuckerzangen, können mit ihrem plumpen Aufbau sogar den Zeckenkörper quetschen. Und das wäre die größte Panne, die überhaupt beim Entfernen der Zecke passieren kann. Die Zecke darf auf keinen Fall zerquetscht werden, sonst kann sich der möglicherweise bakterienverseuchte Darminhalt in den menschlichen Körper entleeren.

In der ärztlichen Praxis lassen sich die Zecken gefahrlos mit einer Kanüle (Hohlnadel; Abb. 9) herausschnipsen. Dann wird die Wunde trocken verpflastert.

Die Stichstelle kann mit Jod oder 70-prozentigem Alkohol desinfiziert werden.

Mitunter reißt ein Teil der Zecke beim Herausziehen ab, und die Mundwerkzeuge verbleiben in der Haut. Das ist durch einen schwarzen Punkt in der Wunde sichtbar. Um Entzündungen auszuschließen, können sie vom Hausarzt sachkundig entfernt und behandelt werden.

Abgerissene Zecken vom Hausarzt entfernen lassen

In alten Kalendern, heilkundigen Büchern und Lexika wird noch das Betupfen des Holzbocks mit öligen oder zähflüssigen Essenzen oder gar der Hitzeschock empfohlen. Dadurch sollen die Widerhaken erschlaffen und sich die Zecke samt Mundwerkzeugen leichter aus der Haut ziehen lassen. Von solchen Praktiken muss abgeraten werden:
- Erstens wird dadurch die Verweildauer der Zecke in der Haut unnötig verlängert.
- Zweitens können sie eine Reizung auslösen und geradewegs dazu führen, dass verstärkt Speichel in die Stichwunde abgegeben wird.

> **Wichtige Hinweise für das Entfernen von Zecken**
> - Die Zecke wird mit einer dünnen, gut schließenden Pinzette parallel zur menschlichen Haut zwischen den Stechwerkzeugen und dem Körper gepackt und gerade herausgezogen. Hin und her drehen ist zwecklos und gefährlich!
> - Die Zecke darf auf keinen Fall zerquetscht werden, sonst kann sich der u. U. bakterienverseuchte Darminhalt in den menschlichen Körper entleeren. Verwenden Sie daher keine »Zeckenzangen«, denn hier ist die Gefahr am größten.
> - Zecken nicht mit Sprays, Öl, Benzin, Klebstoff, Vaseline, brennenden Zigaretten oder auf andere Weise betäuben!

Gängige Hausmittel nutzlos!

Herausgezogene Zecken lassen sich problemlos unschädlich machen, indem sie in der Toilette heruntergespült werden. Zerquetschen mit dem Finger führt wegen des starken Chitinpanzers nicht immer zum Tode. Um sicherzugehen, haben Patienten die Plagegeister auch schon auf der heißen Herdplatte geröstet bzw. in einer zugeschweißten Plastiktüte oder einem Marmeladenglas 3–4 Tage lang vertrocknen lassen. Danach wurden die toten Zecken mit dem Hausmüll entsorgt.

Wann der Arztbesuch ratsam ist

Nicht nur wenn ein Teil der Zecke in der Haut stecken blieb oder Sie sich wie rund 20 Prozent der Betroffenen die Entfernung des Holzbocks selbst nicht zutrauen, können Sie Ihren Hausarzt aufsuchen. Verzichten Sie auf den Arztbesuch, müssen Sie sich aber für spätere Konsultationen unbedingt den Zeitpunkt des Zeckenkontaktes merken.

Bei diesen Anzeichen unbedingt zum Arzt

Selbst wenn Sie von einer infizierten Zecke gebissen wurden, führt das nicht unbedingt zum Ausbruch der Krankheit. Treten aber innerhalb der nächsten Wochen grippeähnliche Symptome, ein allgemeines Krankheitsgefühl, Kopfschmerzen, Fieber, Veränderungen der Haut, Beschwerden an den Gelenken oder Störungen des Nervensystems auf, ist der Arztbesuch unerlässlich.

> Schätzungen gehen davon aus, dass 5 von 100 Zeckenstichen zu Erkrankungen führen und es jedes Jahr in Deutschland 40 000–90 000 Neuerkrankungen an Borreliose gibt. Viele werden nicht erkannt, verkannt oder verschleppt und lassen sich in einem Spätstadium nur mühsam therapieren.

Probleme bei der Zeckenbekämpfung

Sie mögen sich zu Recht fragen: Wenn Zecken so gefährliche Krankheiten wie die Borreliose übertragen, warum vernichtet man diese Plagegeister nicht schon in der Natur? Tatsächlich haben sich weltweit Biologen damit beschäftigt, wie am besten vorzugehen sei. Dabei werden biologische, physikalische und chemische Methoden diskutiert.

Die eleganteste und für die Umwelt verträglichste Lösung wäre, natürliche Feinde der Zecke zu ihrer Bekämpfung einzusetzen. Doch kann man nicht in jedem Stadtpark Ameisenvölker ansiedeln. Auch Versuche in den USA, die auf Zecken parasitierenden Schlupfwespen einzusetzen, brachten nur Teilerfolge. Lediglich ein Viertel der Nymphen konnte damit eliminiert werden.

Ameisen und Schlupfwespen sind Feinde der Zecken

Von Rasen- und Wiesenflächen lassen sich Zecken ja schon durch regelmäßiges Schneiden fernhalten. Außerdem engen das Auslichten der Wälder, die Beseitigung von Unterholz und das Entfernen herabfallenden Laubes in Parkanlagen den Lebensraum der Zecken ein. Kaum jemand wird zu ihrer Ausrottung ganze Wälder abbrennen, roden oder entlauben. Vielmehr wird versucht, den Wildbestand zu reduzieren. Noch wirksamer wäre es, die Anzahl der Mäuse zu verringern.

Je weniger Mäuse, desto weniger Zecken gibt es

Auch das Besprühen von Wiesen, Wald- und Wegrändern mit speziellen, gegen Spinnentiere gerichtete Vertilgungsmitteln (Akariziden) wurde versucht, weil Insektizide, die ja gegen Insekten gerichtet sind, kaum wirken. Doch ist diese chemische Methode sehr aufwendig und vernichtet gleich alle Lebewesen mit 4 Beinpaaren. Außerdem erreicht man die in der Laub- und Bodenschicht verborgenen Zecken nicht – und das sind immerhin 75 Prozent!

Hinsichtlich immenser Gefahren und Nachteile für Flora und Fauna wird eine Verminderung des Infektionsrisikos durch direkte Zeckenbekämpfung wohl die Ausnahme bleiben.

Gibt es weitere Borreliose-Überträger?

Ob neben Zecken in Einzelfällen vielleicht auch stechende Insekten die Lyme-Borreliose übertragen, muss weiter erforscht werden. Immer wenn sich Patienten an absolut keinen Zeckenstich erinnern können, bekommt die Theorie anderer Übertragungswege neue Nahrung.

Zumindest konnten Borrelien auch in Stechfliegen und Stechmücken nachgewiesen werden – allerdings nur begrenzt. Da diese Insekten kaum Kleinsäuger befallen, ist nicht geklärt, wo sie mit den Erregern in Berührung kommen.

Stechfliegen und -mücken

Weiterhin ist eine indirekte Borreliose-Infektion denkbar, wenn Zeckenkot oder Material zerquetschter, infizierter Zecken in Wunden und auf Schleimhäute gelangt. Borrelien wurden auch im Urin verschiedener Wild-, Haus- und Nutztiere nachgewiesen.

Zeckenkot und -teile

Blut- und Organ-spenden

Von Mensch zu Mensch ist die Erregerübertragung der Borrelia-burgdorferi-Bakterien durch Bluttransfusion, Organspende und Schwangerschaft möglich. Aber erstens halten sich die Borrelien meist nur ganz kurze Zeit im Blut auf, um dann irgendwo im Körper zu verschwinden. Zweitens gehen die eventuell im Spenderblut vorhandenen Krankheitserreger wahrscheinlich während der Lagerung und Verarbeitung des Blutes schon nach wenigen Stunden zugrunde.

Die Erregerübertragung in der Schwangerschaft gilt durch verschiedene nachgewiesene Fälle – darunter auch mit toten Föten – als gesichert.

Bei einer nässenden Wanderröte oder Lymphadenosis könnten Borrelien unter Umständen auch durch Körperkontakt übertragen werden.

Die Schlaumeierspirale
Borrelia burgdorferi

Auslöser der Lyme-Borreliose ist eine erst 1981 entdeckte, korkenzieherartige Bakterie (Spirochäte) namens *Borrelia burgdorferi*, der Wissenschaftler seit 20 Jahren ihre Geheimnisse zu entreißen versuchen. Noch sind viele Fragen, die Ärzten und Patienten auf den Nägeln brennen, ungeklärt. Das neue Chamäleon der Medizin scheint fast alle Körperregionen infizieren zu können, gibt beim Nachweis den Labors manche Rätsel auf. Weder existiert ein Impfstoff, noch ist der Bakterie gegenwärtig mit anderen vorbeugenden Maßnahmen beizukommen. Und *Borrelia burgdorferi* hat die Fähigkeit, selbst nach einer Antibiotikatherapie im Gewebe zu verharren.

Was sind Bakterien?

Bakterien sind einzellige Kleinstlebewesen ohne echten Zellkern und können auf Grund ihrer Winzigkeit von einem tausendsten Teil eines Millimeters nur mikroskopisch sichtbar gemacht werden. Es gibt kugelförmige, stäbchenförmige und schraubenförmige Bakterien. Die schraubenförmigen unterteilen sich in solche mit regelmäßigen Windungen (Spirillen) und solche mit unregelmäßigen Windungen (Spirochäten).

Einzeller ohne echten Zellkern

Die Bakterienzelle besteht aus dem Zellkörper (Protoplasma), der sich aus Eiweiß und fettartigen Substanzen (Lipiden) zusammensetzt. Sie ist von einer aus zelluloseähnlichen Verbindungen aufgebauten Zellmembran umgeben. Bei manchen Bakterien existieren Zellanhänge wie Geißeln und Fransen sowie eine Schleimkapsel (Gallerthülle als Schutz). Statt eines Zellkerns besitzen sie verschiedene Einschlüsse und feinfädige Kernschleifen (Chromosomen) aus Desoxyribonukleinsäure (DNS). Diese Chromosomen sind die Erbanlagen und sorgen bei der Zellteilung dafür, dass identische Bakterien entstehen.

Bestandteile einer Zelle

Die Vermehrung erfolgt auf ungeschlechtlichem Weg durch einfache Querteilung. Deshalb nannte man Bakterien früher auch Spaltpilze. Die Generationsdauer, d. h. die Zeit, in der eine neu gebildete Bakterie sich teilen kann, hängt von ihrem genetischen Code, dem Vorhandensein von Nährstoffen und von der Temperatur ab. Bei Kolibakterien, die ganz natürlich im menschlichen Darm leben, beträgt die Generationsdauer etwa 20 Minuten, bei Tuberkelbakterien, den Erregern der Tuberkulose, sind es dagegen 36 Stunden.

Ernährungsweisen von Bakterien

Manche Bakterien ernähren sich wie Pflanzen autotroph aus anorganischen Stoffen (Mineralien) oder wie Tiere und Menschen heterotroph aus organischen Stoffen anderer Lebewesen (Kohlenhydrate, Eiweiß usw.). Verschiedene Bakterien gedeihen nur bei Anwesenheit von Sauerstoff (aerob), andere unter Luftabschluß (anaerob). Und dann gibt es noch welche, die sich teils mit und teils ohne Sauerstoff vermehren (fakultativ anaerobe Bakterien).

Die Bakterien benötigen zu ihrer Entwicklung eine bestimmte Temperatur. Die Temperatur, die den meisten krankheitserregenden Bakterien die günstigsten Wachstums- und Vermehrungsbedingungen bietet, ist die Körpertemperatur der Säugetiere (37 °C).

Die wichtigsten schraubenförmigen Krankheitserreger

Zu den wichtigsten bakteriellen Krankheitserregern in Schraubenform gehörten bis zur Entdeckung der *Borrelia burgdorferi* folgende:
- *Borrelia recurrentis* als Verursacher des Rückfallfiebers,
- *Treponema pallidum* als Verursacher der Syphilis und
- *Leptospira interrogans* als Verursacher der Weil'schen Krankheit, einer durch verseuchtes Wasser übertragenen Krankheit mit Fieber, Gelbsucht, Gliederschmerzen und Hautblutungen.

Seit 1984 werden Bakterien in vier Klassen eingeteilt:
1. Bakterien mit dünner Zellwand,
2. Bakterien mit fester Zellwand,
3. Bakterien ohne feste Zellwand,
4. Bakterien mit defekter Zellwand.

Die Spirochäten sind Bakterien mit dünner Zellwand.

Borrelia burgdorferi, der Borreliose-Erreger

Aufbau von Borrelia burgdorferi

Die Spirochäte *Borrelia burgdorferi* (Abb. 10) aus der Gattung Borrelia hat den typischen schrauben- bzw. korkenzieherartigen Aufbau. Die Anzahl der Windungen der spiralförmig gewundenen

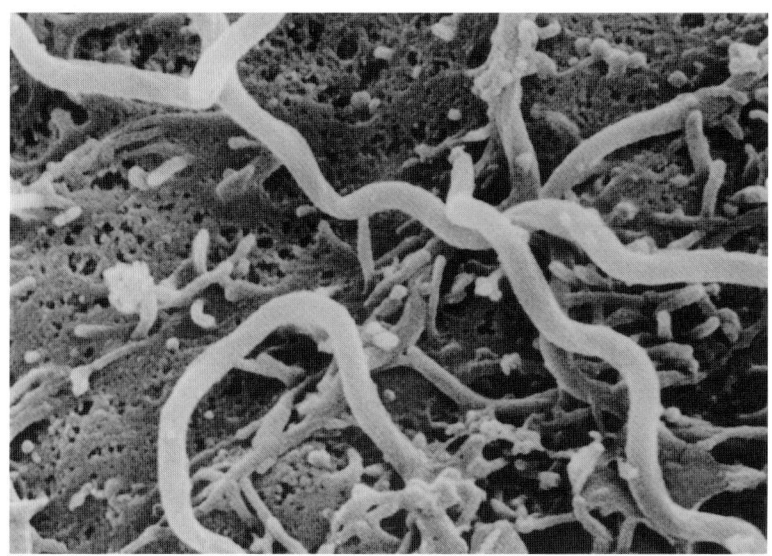

Abb. 10 a

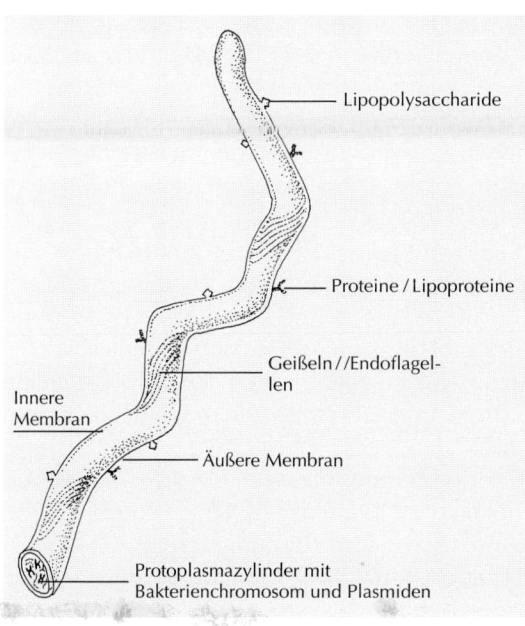

Abb. 10 b

Abb. 10 Die Bakterie *Borrelia burgdorferi*.
a) Im Darm einer Zecke – Aufnahme unter dem Rasterelektronenmikroskop (Foto: W. Burgdorfer und S. F. Hayes)
b) Schematisch dargestellter Ausschnitt des schraubenförmig gewundenen Bakteriums

Bakterie schwankt. Die ganze Bakterie ist zwischen 10 und 30 Mikrometer (0,01–0,03 mm) lang und hat einen Durchmesser von 0,2–0,3 Mikrometern (0,0002–0,0003 mm).

Als Hülle besitzt die Bakterie eine äußere Zellmembran, in der Eiweißkörper (Proteine) und mit Lipiden verbundene Eiweißkörper (Lipoproteine) eingelagert sind. Diese Oberflächenproteine der Zellmembran spielen wahrscheinlich eine wichtige Rolle bei allen krankmachenden Prozessen und beim Eindringen der Bakterien in Wirtszellen. Gleichzeitig sind sie wichtige Antigene, denn gegen diese Oberflächenproteine bilden Mensch und Tier nach der Infektion Antikörper, die im Labor nachweisbar sind und auf eine Infektion mit *Borrelia burgdorferi* schließen lassen.

Innerhalb der Zelle umschließt eine zweite, innere Membran den zylindrischen Zellkörper (Protoplasmazylinder). Dieser enthält die im so genannten Zytoplasma eingelagerten Erbanlagen – das Bakterienchromosom (DNS-Faden) und bis zu 20 Mini-Chromosomen (DNS-Plasmide).

Geißeln bringen sie ins Rotieren

Zwischen innerer Membran und äußerer Zellmembran winden sich rund um den schlauchförmigen Protoplasmazylinder 3–18 Geißeln (Endoflagellen). Sie verleihen der Borrelie ihre enorme Beweglichkeit. Durch Zusammenziehen der Geißelbündel rotiert die Borrelie und kann schraubenförmige Bewegungen in alle Richtungen machen. Vermutlich gelingt es ihr dadurch, alle Organe und Gewebe im menschlichen Körper zu erreichen und beispielsweise ins Gehirn, in die Augen, Lunge, Leber, Muskulatur oder das Herz vorzustoßen und sich in Gelenken zu verstecken.

Auch die Geißeln sind Antigene. Allerdings unterscheiden sie sich in ihrem molekularen Aufbau nicht von Antigenen anderer Mitglieder der Gattung Borrelia. Sie sind also beispielsweise mit den Antigenen des Rückfallfiebers und der Syphilis identisch.

Ferner entdeckte man an den Membranen der Bakterie kleine und große Bläschen, Blebs und Gemmae genannt, deren Bedeutung noch ungeklärt ist.

Optimale Wachstumstemperatur

Die optimale Wachstumstemperatur von *Borrelia burgdorferi* scheint bei 36 °C zu liegen. Ihre Generationszeit – also die Zeit, in der sich die Zahl der Bakterien durch Teilung verdoppelt – kann zwischen 6 und 20 Stunden betragen. Vielleicht ist dieses relativ langsame Wachstum ein Grund dafür, dass die Bakterie nur in seltenen Fällen tödlich wirkt. Der menschliche Körper hat mit seiner

Immunabwehr Zeit, sich darauf einzustellen. Dafür schwächt sie den Körper enorm. Man stellte auch fest, dass allein das Überleben weniger Borrelien zu einer chronischen Infektion führen kann.

Untersuchungen der Erbanlagen (Genom) der Bakterie *Borrelia burgdorferi* haben in den letzten Jahren Erstaunliches zu Tage gebracht: Es gibt mindestens drei verschiedene krankmachende Typen (Genospezies) der Bakterie *Borrelia burgdorferi*. Zecken können eine von ihnen, aber auch zwei oder alle drei auf einmal übertragen. Man nannte diese Genospezies:

- *Borrelia burgdorferi* sensu stricto (im engeren Sinne),
- *Borrelia afzelii* (nach dem schwedischen Erstbeschreiber der Wanderröte Afzelius) und
- *Borrelia garinii* (nach dem Franzosen Garin, einem der Erstbeschreiber der Neuroborreliose Garin).

Wenn man allgemein über die Lyme-Borreliose spricht, fasst man die drei Spezies unter dem Begriff *Borrelia burgdorferi* sensu lato (im weiteren Sinne) zusammen.

> **Merke!** Es gibt mindestens drei verschiedene krankmachende Typen (Genospezies) der Bakterie *Borrelia burgdorferi*. Zecken können eine von ihnen, aber auch zwei oder alle drei auf einmal übertragen.

Krankmachende Typen von Borrelia burgdorferi

Es ist bemerkenswert, dass in den USA ausschließlich *Borrelia burgdorferi* sensu stricto auftritt. In Europa kommen jedoch alle Typen vor. *Borrelia afzelii* ist für 80 Prozent der borrelisosebedingten Hauterkrankungen verantwortlich. Die anfängliche Vermutung, dass *Borrelia garinii* vorwiegend die Neuroborreliose und *Borrelia burgdorferi* sensu stricto Gelenkerkrankungen hervorrufen, ist durch neue Patientendaten ins Wanken geraten.

Möglichkeiten und Grenzen der Labordiagnostik

Trotz aufwendiger Technik und Testreihen macht es die Bakterie *Borrelia burgdorferi* den Laborärzten nicht leicht, sie aufzustöbern.

Kulturelle Anzucht und Mikroskopie sind am besten, ...

Direkter Erregernachweis. Am besten für eine sichere Diagnose ist natürlich der direkte Erregernachweis durch kulturelle Anzucht und mikroskopische Darstellung dieser korkenzieherartigen Bakterien. Man kann dafür aus Haut- und Gewebeproben sowie Körperflüssigkeiten wie Gelenkflüssigkeit, Gehirn-Rückenmark-Flüssigkeit (Liquor) oder Blut eine kulturelle Bakterienanzucht versuchen.

... aber langwierig und unsicher

Allerdings ist diese Vermehrung der Bakterien auf einem Nährboden sehr langwierig und damit für die Routinediagnose ungeeignet – sie dauert Wochen! Außerdem ist die Methode unsicher. Aus Gelenkflüssigkeit, die durch Einstechen einer Kanüle in die Gelenkhöhle (Punktion) gewonnen wird, und Blut gelingt die Zucht der Erreger fast nie. Bei Gehirn-Rückenmark-Flüssigkeit nur in 10–20 Prozent der Fälle. Am günstigsten sind Hautproben einer Wanderröte (Erythema migrans), wo die Anzucht immerhin bis zu 70 Prozent erfolgreich verläuft.

Natürlich stellt die Bakterienkultur hohe Ansprüche an die Erfahrung des Untersuchers und die Qualität des Untersuchungsmaterials, das sofort ins Labor geschickt werden muss.

Nach spezifischer Anfärbung lassen sich Borrelien in Einzelfällen für wissenschaftliche und dokumentarische Zwecke auch per Lichtmikroskop oder Elektronenmikroskop in infiziertem Gewebe nachweisen. Weil aber meist nur ganz wenige Erreger im Gewebe versteckt sind, gleicht diese Methode häufig der Nadelsuche im Heuhaufen und ist für den regelmäßigen Einsatz unbrauchbar.

Polymerase-Kettenreaktion

Ein vielversprechender Direktnachweis, der jedoch hinsichtlich seiner Zuverlässigkeit noch in den Kinderschuhen steckt, scheint die *Polymerase-Kettenreaktion (PCR)* zu sein. Mit diesem hochempfindlichen Test können geringste Mengen Genom-Materials (DNS) der Bakterie aus Gehirn-Rückenmark-Flüssigkeit, Gelenkflüssigkeit, Gewebe oder Urin aufgespürt werden. Das Ergebnis liegt nach 12–24 Stunden vor.

Indirekter Erregernachweis. Statt direkt versucht man heute aber vorzugsweise indirekt Erreger nachzuweisen. Hier kommt dem *Antikörpernachweis – der Serologie –* die größte Bedeutung zu. Das Labor fahndet dabei nicht nach dem Krankheitserreger *Borrelia burgdorferi* selbst, sondern untersucht die Immunreaktion des Menschen auf die Schlaumeierspirale. Wenn Bakterien den Körper angreifen, entwickelt der gesunde Organismus nämlich Antikörper zur Bekämpfung der Eindringlinge.

Es dauert einige Zeit, bis der Körper diese Antikörperantwort gibt. Drei bis 6 Wochen nach der Infektion sind erstmals IgM-Antikörper nachweisbar, die auf eine akute Infektion hindeuten, und später treten IgG-Antikörper auf, die sich noch in den Spätstadien finden. *Auftreten von Antikörpern*

Wenn Ihr Hausarzt nun glaubt, dass Sie an Borreliose erkrankt sind, wird er Ihnen einen Routine-Borrelientest verordnen. Dafür wird Ihnen Blut entnommen und in ein Labor geschickt, wo die Konzentration der Abwehrstoffe bzw. Antikörper bestimmt wird. Der dafür gebräuchliche Fachbegriff lautet Antikörpertiter. Ist dieser Antikörpertiter nun höher als normal, müssen Sie von einer infizierten Zecke gebissen worden sein.

Doch mit dieser Erkenntnis beginnen auch die Schwierigkeiten. Denn ein einmaliger Test zeigt nicht, ob die Krankheit frisch ist. Man kann nämlich auch schon früher einmal durch Zecken infiziert worden sein, ohne es bemerkt zu haben. Wenn der Körper aus eigener Kraft mit den Borreliose-Bakterien fertig wurde, kam es nicht zur Erkrankung. Trotzdem blieben zur Erinnerung im Blut Antikörper – sogenannte Serumnarben – zurück. Also kann es sich bei Ihren hohen Antikörpertitern auch um eine Serumnarbe handeln. Sie können sich also völlig gesund fühlen und es auch sein – trotzdem haben Sie hohe Titer. *»Serumnarben«*

Rund 10 Prozent der gesunden Bevölkerung haben erhöhte Antikörpertiter im Blut. Bei Risikogruppen wie Forstarbeitern ist es mindestens jeder Dritte!

Daneben gibt es bei der Routine-Serologie auch sogenannte falsch-positive Ergebnisse, das heißt, der Test zeigt erhöhte Antikörpertiter an, obwohl Sie gar nicht infiziert sind. Das ist immer der Fall, wenn die Labortests auf Antikörper gegen eine ganz andere Krankheit als die Lyme-Borreliose ansprechen, d. h., wenn eine sogenannte Kreuzreaktion stattfindet. *Falsch-positive Ergebnisse*

Damit stehen wir auch gleich vor einem Problem gegenwärtiger Labordiagnostik: Weil Standardisierungen und einheitliche Testsysteme fehlen, sind die Ergebnisse verschiedener Laboratorien untereinander kaum vergleichbar. Sicher spielt auch die Erfahrung der Laboranten bei der Interpretation der Suchtests eine große Rolle.

Immunoblot

Sie sollten sich also nicht wundern, wenn der Arzt – vor allem in den Spätstadien der Lyme-Borreliose – vor der Behandlung mit einem weiteren Antikörpertest (Immunoblot) nachprüft. Der Immunoblot erfasst geringste Mengen von Antikörpern und lässt eine bessere Einschätzung des Erregerkontaktes zu.

Nun gibt es leider auch den entgegengesetzten Fall. Trotz akuter Lyme-Borreliose sind die Titerwerte völlig normal. Im Frühstadium der Wanderröte (Erythema migrans) fehlen bei 70 Prozent der Fälle erhöhte Antikörpertiter. Zu solch irreführenden Werten kommt es aber auch, wenn gleich zu Beginn der Krankheit mit Antibiotika behandelt wurde.

Immerhin sind in den Stadien II und III der Lyme-Borreliose bei 90 Prozent der Betroffenen erhöhte Antikörpertiter messbar.

Labordiagnose der Lyme-Borreliose noch unbefriedigend

Zusammenfassend muss man sagen, dass die Labordiagnose der Lyme-Borreliose noch unbefriedigend ist.

Wann wird es einen Impfstoff in Europa geben?

Die natürliche Infektion bringt keine lange Immunität

Wie bei der ebenfalls von Spirochäten verursachten Syphilis, die sich schon seit 1905 jeder aktiven Impfstofftherapie entzieht, kann bei Borreliose-Opfern die Krankheit durch eine erneute Infektion immer wieder ausbrechen. Im menschlichen Organismus, der zwar Antikörper gegen *Borrelia burgdorferi* produziert, führt die natürliche Infektion häufig nicht zu länger anhaltender Immunität.

Trotz dieser ungünstigen Gegebenheiten gibt es in den USA seit kurzem einen Impfstoff. Er wirkt auf der Basis eines an der äußeren Membran der Bakterie *Borrelia burgdorferi* vorkommenden Lipoproteins namens OspA (*outer surface protein A*). Es ruft eine starke Immunantwort hervor. Im Tierversuch konnte gezeigt werden, dass der Organismus nach Injektion von OspA eine hinreichend große Konzentration von Antikörpern produziert.

Im März 1996 beendete der Impfstoffhersteller Pasteur Merieux Connaught eine Studie mit 10 306 Teilnehmern. Sie zeigte nach drei Impfungen innerhalb von 12 Monaten bei Männern unter 60 Jahren einen Impfschutz von 100 Prozent (über 60 Jahre: 67 Prozent). Auch bei Frauen lag der Impfschutz nach der dritten Injektion bei 100 Prozent. Über die Dauer des Impfschutzes bzw. den zeitlichen Abstand von Auffrischungsimpfungen hielt man sich bedeckt. Bei einer Kleinstudie betrug die Dauer des Impfschutzes nur 180 Tage.

Impfschutz ca. 180 Tage, ...

Der konkurrierende Impfstoffproduzent SmithKline Beecham konnte an 10 936 US-amerikanischen Teilnehmern nach zwei Injektionen einen Impfschutz von 50 Prozent und nach drei Injektionen innerhalb eines Jahres einen Impfschutz von 79 Prozent ermitteln. Über die zeitliche Wirksamkeit der Immunisierung liegen keine Angaben vor.

Natürlich drängt sich die Frage auf, warum dieser Impfstoff noch nicht in Europa verkauft wird. Die Antwort ist einleuchtend: Er wirkt nur gegen die Genospezies *B. burgdorferi* sensu stricto. Weil nur diese in den USA vorkommt, ist der Impfstoff dort sinnvoll. In Europa sind Zecken neben *B. burgdorferi* sensu stricto aber auch noch mit den Bakterien *Borrelia afzelii* und *Borrelia garinii* infiziert. Ein europäischer Impfstoff muss also Schutz gegen alle drei bieten. Unter anderem wird deshalb heute mit verschiedenen Varianten des Lipoproteins der äußeren Membran experimentiert.

... aber nur in Amerika

Die Entwicklung eines wirksamen Borreliose-Impfstoffs für aktive und passive Immunisierungen des Menschen in Europa stellt die Medizin also vor eine besondere Herausforderung. Wann er verfügbar sein wird, vermag heute noch niemand genau zu sagen. Wahrscheinlich sind noch nicht einmal alle krankmachenden Genospezies bekannt.

Krankheitszeichen der Lyme-Borreliose

Nur wenige Krankheiten weisen eine solche Vielzahl unterschiedlicher Symptome und Inkubationszeiten auf und können uns in so unterschiedlicher Gestalt wie die Borreliose begegnen. Die Medizin bezeichnet sie deshalb als Multisystemerkrankung. Noch sind viele Mechanismen, die sich zwischen Erreger und unserem Körper abspielen, ungeklärt. Nach dem Stich einer mit Borrelien infizierten Zecke wird die Immunabwehr des Körpers den Ausbruch der Lyme-Borreliose häufig verhindern. Vermutlich sogar in 95 Prozent aller Fälle.

Einige Wochen nach dem Stich können jedoch auch Hautveränderungen plötzlich die Erkrankung signalisieren. Besonders tückisch ist es, wenn die Borrelien wie eine Zeitbombe völlig unerkannt im Organismus schlummern und die Krankheit erst nach vielen Monaten oder Jahren zum Ausbruch kommen lassen.

Borrelien als Zeitbombe

Um etwas Ordnung in den möglichen zeitlichen Ablauf der Erkrankung zu bekommen, hat man die Borreliose vorläufig in drei Stadien eingeteilt.

Zu den sicheren, durch *Borrelia burgdorferi* verursachten Krankheitsbildern zählen vor allem Hauterkrankungen, neurologische Störungen, Augenerkrankungen, Erkrankungen des Lymphsystems, des Herzens und anderer innerer Organe sowie die Lyme-Arthritis. Diese treten einzeln oder in unterschiedlichen Kombinationen auf.

Die drei Stadien der Erkrankung

Die Einteilung in drei Stadien hat gewisse Ähnlichkeit mit dem Stadienschema der Syphilis – sind die Erreger von Borreliose und Syphilis doch verwandte Spirochäten. Die größte Schwäche dieser Systematik bleibt jedoch, dass sich die Borrelien oft nicht danach richten. Im klinischen Verlauf kann jedes Stadium übersprungen werden. So fehlen bei Patienten u. a. die Allgemeinsymptome oder die Wanderröte des Stadium I völlig, sind Übergänge fließend.

Darüber hinaus treten mitunter parallel zu einer akuten Erkrankung an Borreliose auch noch andere Erkrankungen wie die Gürtelrose, eine Virusgrippe oder das Pfeiffer'sche Drüsenfieber auf. Diese können einerseits durch das überforderte Immunsystem zum Ausbruch kommen oder den Weg für die Borreliose-Infektionen des Stadiums II und III bahnen.

Tabelle 1: Ausgewählte, wichtige Symptome der einzelnen Stadien einer Borreliose

Stadien	Zeithorizont	Haut	Nervensystem	Bewegungsapparat	Sonstige
Stadium I	Tage bis Wochen	Wanderröte, Borrelien-Lymphozytom	Kopfschmerz		Fieber, Schweiß-Ausbrüche, Mattigkeit
Stadium II	Wochen bis Monate		Entzündung des Gehirns, der Hirnhäute, des Rückenmarks, der Nerven am ganzen Körper	Gelenkschmerzen, Muskelschmerzen, Gelenkentzündungen	Entzündungen des Herzens, Herz-Rhythmusstörungen, Lymphknotenvergrößerung, Entzündungen am Auge, Entzündung der Leber
Stadium III	Monate bis Jahre	zigarettenpapierartige Verdünnung, Adern treten hervor, Borrelien-Lymphozytom	Bewußtseinstrübung, Antriebsarmut, Sensibilitätsstörungen	Gelenkentzündungen, Schwellungen, Schleimbeutelentzündungen, Sehnenentzündungen, Muskelentzündungen	Herzmuskelerkrankungen, Entzündungen der Blutgefäße

Stadium I. Das Stadium I der Borreliose erstreckt sich etwa ab dem fünften Tag bis 8 Wochen nach der Infektion. Es wird auch oft als Stadium der Lokalinfektion bezeichnet und kann Tage oder Wochen nach dem Zeckenstich durch Hautveränderungen und Allgemeinsymptome sichtbar werden. So bildet sich von der winzigen Stichkanalinfektion bis zur fußballgroßen Wanderröte mit der Fachbezeichnung Erythema (chronicum) migrans alles aus. Die vorzugsweisen Orte dieser Hautrötungen, die sich ausdehnen und im Zentrum eine Aufhellung aufweisen können, sind die Beine, der Gesäß- und Genitalbereich sowie bei Kindern auch der Kopf. Wird keine Behandlung eingeleitet, kann es bereits in diesem Stadium zu einer Verbreitung der Bakterien auf dem Blut-, Lymph- oder Nervenwege auf andere Organe, Organsysteme oder Körperteile kommen. Auch münzgroße, geschwülstige Hautveränderungen, die später bläulich oder bräunlich aussehen, entwickeln sich. Sie treten bevorzugt an den Ohrläppchen, im Genitalbereich oder an den Brustwarzen auf und werden als Borrelien-Lymphozytom oder Lymphadenosis cutis benigna Bäfverstedt bezeichnet.

Hautrötungen

Hautgeschwülste

Die Begleitsymptome ähneln einer Grippe. Es handelt sich vorzugsweise um:

Begleitsymptome wie bei Grippe

- Fieber,
- Schweißausbrüche,
- Gliederschmerzen,
- allgemeine Körperschwäche mit körperlicher und geistiger Müdigkeit,
- Schläfrigkeit,
- Kopfschmerzen,
- Wirbelsäulen- und Kreuzschmerzen,
- Muskelschmerzen,
- Lymphknotenschwellungen und
- Hautausschläge.

Diese Symptome treten auch dann auf, wenn nach kürzeren oder längeren Krankheitspausen (Monate bis Jahre oder Jahrzehnte) die sich abschottenden Erreger einen anderen Nest-, Rast- oder Nahrungsplatz im Körper suchen.

Stadium I oft übersehen

Bedauerlicherweise wird das Stadium I nur von jedem fünften Patienten bemerkt. Auch Ärzte ziehen bei den vorgenannten Symptomen noch zu selten eine Borreliose in Betracht.

Stadium II. Das Stadium II beginnt etwa ab dem zweiten und reicht bis zum zwölften Monat nach der Infektion. Es ist durch akute und subakute Beschwerden charakterisiert, welche die durch Borrelien hervorgerufenen Entzündungen von Organen und Organsystemen verursachen. Wenn die Borrelien das Zentralnervensystem erreichen und Hirn- oder Hirnhautentzündungen auftreten, ist die Meningopolyneuritis Garin-Bujadoux-Bannwarth ein häufig vorkommendes Symptom. Wochen bis Monate nach dem Zeckenstich werden dann brennende Schmerzen bemerkt, die oft nahe dem Zeckenstich oder der Wanderröte beginnen. In Verbindung mit diesen Schmerzen sind teilweise Lähmungen – oft im Gesichts- und Bauchbereich sowie an den Extremitäten – möglich. Die Borrelien können selbst Sehnerv- und Sehrindenentzündungen (Grauschleiersehen, Ölfilmsehen, auch Punkte- oder Fädensehen), Hörnerventzündungen (Hörverluste/Hörsturz), Herzentzündungen, Leber- und Bauchspeicheldrüsenerkrankungen, Wirbelmarkentzündungen und Gefäßentzündungen in Zehen und Fingern auslösen.

Die Folgen im Gehirn ...

... und im übrigen Organismus

Stadium III. Das Stadium III erstreckt sich über mehr als ein Jahr bis Jahrzehnte nach der Infektion und umfaßt die degenerativen Zerstörungen der Organe durch chronische Borreliose. Es sind bleibende Organschäden zu verzeichnen. Im Körper befinden sich möglicherweise weiterhin lebende, meist abgeschottete Borrelien. Dadurch wird die Borreliose unter Umständen zu einer lebenslangen Erkrankung, die schubweise verläuft und jederzeit wieder akut werden kann. Die Borreliose stellt sich in diesem Stadium oft als Lyme-Arthritis dar, die vor allem die Kniegelenke, weniger häufig die Sprunggelenke, Ellenbogen-, Finger-, Zehen- und Handwurzelgelenke sowie die Kiefergelenke beeinträchtigt. Als Hauterkrankung des Stadiums III ist vor allem die Acrodermatitis chronica atrophicans Herxheimer zu nennen. Die Haut wird dabei zigarettenpapierartig dünn, die Adern treten bläulich hervor.

Oft lebenslange Krankheit durch abgeschottete Borrelien

Hauterkrankungen – Dermatoborreliose

Wanderröte ist häufigste Hauterkrankung

Wanderröte bzw. Erythema (chronicum) migrans. Die häufigste Hauterkrankung nach Borrelien-Infektion ist die Wanderröte, in der Fachsprache Erythema (chronicum) migrans genannt (Abb. 11). Sie tritt einige Tage oder Wochen nach dem Zeckenstich auf und betrifft 75 Prozent aller Borreliose-Patienten jeden Alters.

Die sich langsam vergrößernde, bis 65 Zentimeter große Hautrötung ist eine entzündliche Reaktion auf die Borrelien. Diese Spiralbakterien können sich unter der Haut pro Woche 1–2 Zentimeter von der Einstichstelle in alle Richtungen ausbreiten.

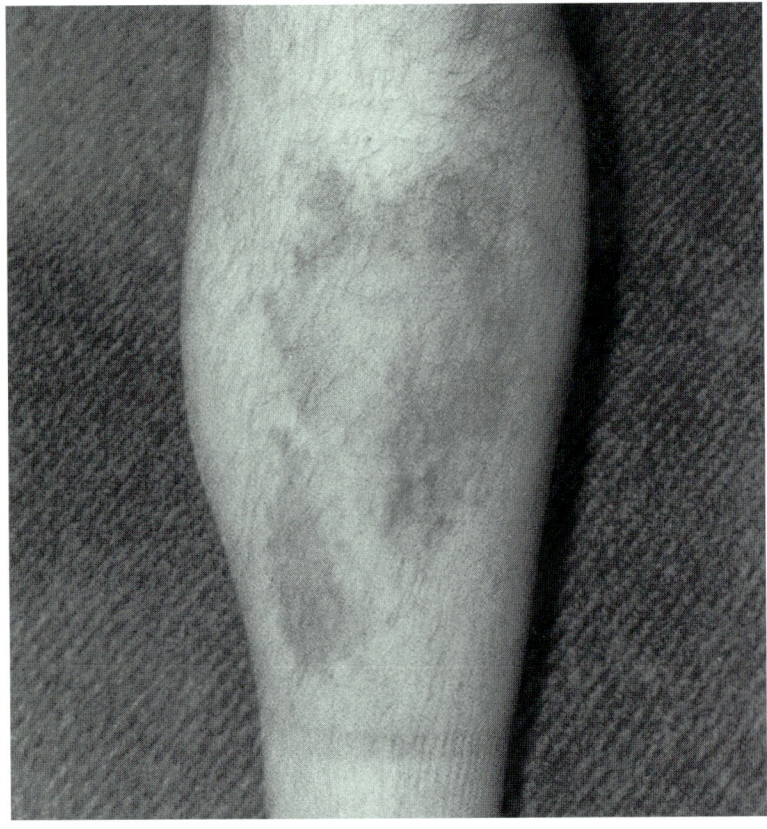

Abb. 11 Wanderröte (Erythema migrans) am Unterschenkel eines Patienten (Foto: Krickau)

Die Hautrötung ist selten schuppend und kann mit einem Hitzegefühl, leichtem Brennen und Juckreiz oder auch ohne diese Symptome auftreten. Die Wanderröte bildet sich im Durchschnitt nach 40 Tagen zurück, kann aber auch über ein Jahr lang sichtbar bleiben – der längste Fall dauerte 104 Wochen. Das Verschwinden der Hautveränderung bedeutet aber keinesfalls eine Heilung von der Infektion. Vielmehr kann die Aussaat der Borrelien im ganzen Körper erfolgt sein. Man schätzt, dass die Streuung der Erreger nach 1–18 Wochen beginnt.

Verschwinden der Hautveränderungen bedeutet noch keine Heilung

In 30 Prozent der Fälle geht das Erythema (chronicum) migrans einher mit emotionalen Veränderungen wie Müdigkeit, Konzentrationsstörungen, Leistungsabfall, leichter Erregbarkeit, Herzklopfen und Schwindelgefühl sowie mit einem allgemeinen, grippeähnlichen Krankheitsgefühl, das auch von Fieber, Kopfschmerzen, Gelenk- und Muskelschmerzen begleitet sein kann.

Borrelien-Lymphozytom. Bei massiver Reaktion des Lymphsystems kommt es in seltenen Fällen (1–3 Prozent) zur *Lymphadenosis benigna cutis*. Bei diesem 0,5–5 Zentimeter großen Borrelien-Lymphozytom handelt es sich um eine blaurote Schwellung oder ein Knötchen, das sich in der Wanderröte oder im Bereich weicher, gut durchbluteter Gewebe wie Ohrmuscheln, Stirn, Nase, Hals, Achselfalten bzw. an den Brustwarzen entwickelt. Parallel dazu ist manchmal eine Lymphknotenschwellung zu beobachten.

Blaurote Schwellung oder Knötchen

Das Borrelien-Lymphozytom tritt entweder am Ende des Stadiums I oder im Stadium III auf. Unbehandelt kann es mehrere Monate bis zu einem Jahr existieren. Ob zwischen dieser gutartigen Geschwulst und Hauterscheinungen wie der aggressiven, chronisch lymphatischen Leukämie Zusammenhänge bestehen, ist ungewiss.

Acrodermatitis chronica atrophicans. Eine sehr seltene (1–2 Prozent der Borreliose-Patienten), chronische Hauterkrankung im Zuge der Borreliose ist die Acrodermatitis chronica atrophicans. Sie kann sich aus einem Erythema (chronicum) migrans entwickeln, tritt in der Spätphase III der Borreliose vor allem bei älteren weiblichen Patienten auf. Zuerst schwellen schmerzlos die Streckseiten von Beinen, Armen und Händen leicht an. Dann schwinden (atrophieren) die Hautschichten. Dabei färbt sich die Haut erst röt-

In Stadium III vor allem bei älteren Frauen

lich-bläulich, dann bekommt sie bräunliche Flecken und Runzeln (wie Altersflecken, Bratapfelhaut) und wird zuletzt dünn wie Zigarettenpapier. Die darunter liegenden Adern treten hervor. Auch können sich an einigen Stellen panzerartig verdickte Hautplatten und Geschwulste bilden. Im Spätstadium der Erkrankung treten bohrende Schmerzen an den Extremitäten auf, der Patient verliert an Gewicht, und Gelenke und Knochen sind beteiligt. Alles kann Monate, Jahre oder gar Jahrzehnte dauern. Der auf Borreliose spezialisierte Praktiker wird die Acrodermatitis chronica atrophicans nicht mit einem geschwollenen Bein bei Venenthrombose, mit einer Wundrose oder einer Gelenkentzündung verwechseln.

Ein langwieriger Prozess

Sklerosierende Veränderungen der Haut. Noch weitgehend unerforscht sind sklerosierende, d. h. verhärtende Veränderungen der Haut im Stadium III, wie die auf kleine Hautpartien beschränkte *Morphea* (fleckige, weißliche Hautveränderung). Solche Verhärtungen, die auch von Juckreiz begleitet sein können, wurden selbst an männlichen und weiblichen Geschlechtsorganen beobachtet *(Lichen sclerosus et atrophicus)*.

Erkrankungen des Nervensystems – Neuroborreliose

Erste Symptome einer Neuroborreliose können schon im Frühstadium I heftige Kopfschmerzen, teilweise wandernde Muskelschmerzen (Myalgien), Nackensteife, Müdigkeit und erhöhte Reizbarkeit sein.

Allerdings tritt eine Erkrankung des Nervensystems nur bei rund 10–12 Prozent aller Borreliose-Fälle auf. Dabei unterscheidet sich der Verlauf der Neuroborreliose bei Kindern und Erwachsenen. Während Kinder häufig unter der nichteitrigen, lymphozytären Hirnhautentzündung (Meningitis) leiden, kommt bei Erwachsenen meist eine Nervenwurzelentzündung (Neuritis) vor, weiterhin können Entzündungen des Gehirns (Enzephalitis) und des Rückenmarks (Myelitis) auftreten.

Meningoradikul(oneur)itis. Das häufigste Erscheinungsbild der Neuroborreliose ist die Meningoradikul(oneur)itis im Stadium II, die nach den Entdeckern auch *Garin-Bujadoux-Bannwarth-Syndrom* genannt wird. Die Meningoradikuloneuritis führt zur Schädigung mehrerer Nervenwurzeln und lässt die Muskelreflexe erlöschen. Von ihr sind verschiedene Verläufe bekannt, so dass die nachfolgend genannten Symptome einzeln, kombiniert und auch in unterschiedlicher Reihenfolge auftreten können:

Häufigste Form der Neuroborreliose

- Bei rund 75 Prozent der Patienten beginnt ein Schmerz in der Nähe des Zeckenstiches und breitet sich dann wandernd oder fließend aus. Besonders nachts kehren die quälenden, brennenden, stechenden Schmerzen wieder, die sich wellenförmig steigern und über die Schulter in alle Gliedmaßen ausstrahlen können. Selbst stärkste Schmerzmittel versagen. Schlafstörungen sind die Folge. Viele Betroffene wandern nachts durch die Wohnung und versuchen, ihre Leiden mit kalten Bädern zu lindern. Die Patienten werden nach gewisser Zeit psychisch auffällig, leicht reizbar, depressiv und weinerlich. Ihre geistige Leistungsfähigkeit vermindert sich, und sie können sich manche Dinge nicht mehr merken. Aufmerksamkeit und Elan schwinden. Durch Fehldiagnosen werden diese Borreliose-Patienten oft als psychosomatische Fälle behandelt oder es wird gar eine in diesem Falle völlig unnütze Bandscheibenoperation vorgenommen.

Psychische Auffälligkeiten

- Im fortgeschrittenen Stadium treten Gefühlsstörungen und Lähmungen auf. Jeder fünfte Patient hat eine Bauchwandlähmung unterschiedlichen Schweregrades. Lähmungen des VI. und VII. Hirnnervs haben öfters Auswirkungen auf die Gesichtsmuskeln (Abb. 12) und die seitlichen Augenmuskeln. Betroffen können beispielsweise auch Mund, Arme, Beine und Füße sein.

Die meisten Beschwerden werden auch noch Jahre nach der Infektion beklagt.

Beschwerden noch Jahre nach der Infektion

Meningomyel(oradikul)itis. Bei der seltenen Meningomyel(oradikul)itis des Stadiums II – also einer Entzündung des Rückenmarks – kann es u. a. zu Problemen bei der Entleerung der Blase kommen.

Meningitis. Die Meningitis des Stadiums II – die Hirnhautentzündung – kommt mit Lähmungen im Gesicht besonders häufig bei

Kindern und Jugendlichen vor. Die durch Borrelien verursachte Meningitis kann von dumpf-drückenden Kopfschmerzen, Nackensteife, Erbrechen und Fieber begleitet sein.

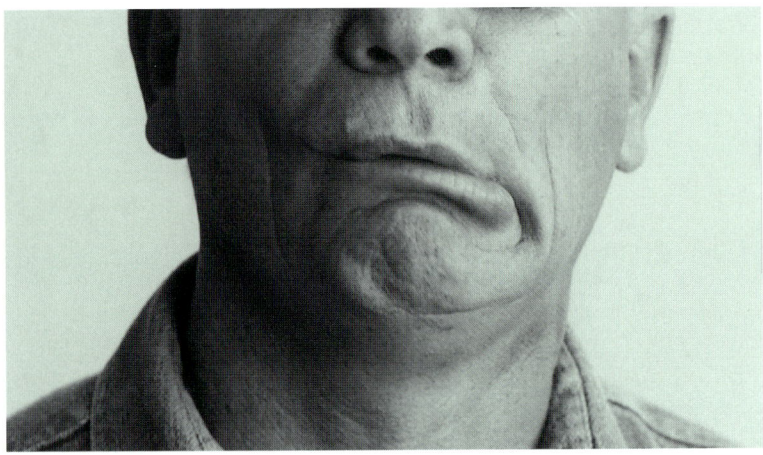

Abb. 12   Einseitige Gesichtslähmung mit hängendem Mundwinkel durch Neuroborreliose (Foto: Häßler)

Bisweilen muss der Notarzt kommen

Meningoenzephal(oradikul)itis. Sind Gehirn und Hirnhäute betroffen, spricht man von einer Meningoenzephal(oradikul)itis. Häufig ist der Leidensdruck der Patienten so stark, dass sie sofort einen Arzt aufsuchen oder der Notarzt eine Einweisung ins Krankenhaus veranlasst. Die Symptome können von leichtem Fieber, Lichtempfindlichkeit, Übelkeit mit Erbrechen und Nackensteife bis zu Verwirrtheit, schweren Depressionen, epileptischen Anfällen, Lähmungen und Bewusstlosigkeit reichen.

Weitere, chronische Verläufe und Folgen. Es gibt weitere, chronische Verläufe der Neuroborreliose, die auch im Stadium III teilweise therapierbar sind.

Neben den bisher schon beschriebenen psychischen Erkrankungen bei Neuroborreliose wurden in der klinischen Praxis auch Halluzinationen, Panik- und Angstzustände, Schizophrenien, Magersucht und Wahn (Paranoia) sowie Manien festgestellt.

Augenerkrankungen – Ophthalmoborreliose

Zu den bisher seltenen oder selten, d. h. bei nur rund 0,2 Prozent der Patienten, erkannten Erkrankungen bei Borreliose gehören die der Augen.

Vereinzelt existieren mikroskopische Nachweise von Spirochäten im Auge. Mitunter lässt der Augenarzt bei hinreichenden Verdachtsmomenten auch die Borrelien-Serologie prüfen.

Es ist erwiesen, dass Borrelien die Ursache für Sehstörungen und Schmerzen am Auge sein können. Diese Augenleiden treten isoliert oder zusammen mit anderen Erkrankungsformen der Lyme-Borreliose auf (Abb. 13).

Sehstörungen und Schmerzen

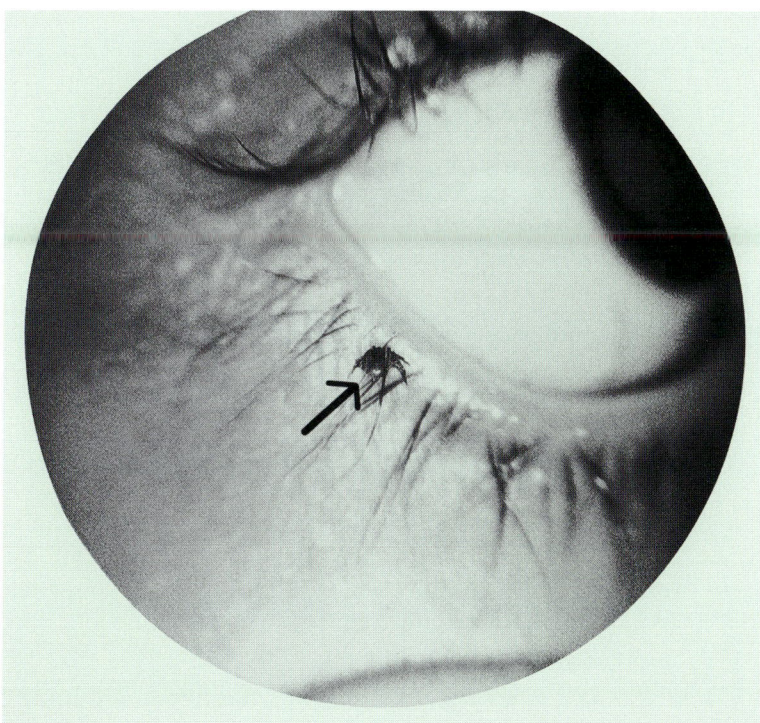

Abb. 13 Zecke am Auge eines 10-jährigen Mädchens (Pfeil) (Foto: Holak)

Häufigste Form der Ophthalmoborreliose

Die spontan wieder abklingende *Bindehautentzündung (Konjunktivitis)* zeigt sich im Frühstadium der Infektion durch eine Rötung eines oder beider Augen und ist die häufigste Form der Ophthalmoborreliose. Die Entzündung kann schmerzhafte Herde bilden.

In Spätstadien der Borreliose kann die schmerzlose Hornhautentzündung (Keratitis) auftreten, die durch Trübungen der Hornhaut die Sehleistung verschlechtert.

Die Borreliose ruft auch eine Vielzahl von Entzündungen der *Aderhaut (Uveitis)* und der *Netzhaut (Chorioretinitis)* hervor. Es kann dabei u. a. zur Einengung des Sehfeldes, zur Verminderung der Sehschärfe sowie zur Glaskörpertrübung und Netzhautablösung kommen.

Ebenfalls wurden Entzündungen des *Sehnervs (Neuritis nervi optici)* und der *Regenbogenhaut (Iridozyklitis)* diagnostiziert. *Augenmuskellähmungen* können als Lähmungsschielen auftreten.

Organerkrankungen

Die Lyme-Borreliose als Multiorganerkrankung kann auslösender Faktor beispielsweise für Entzündungen an den *Gefäßen (Vaskulitis)*, an der *Milz (Splenomegalie)* sowie an *Leber (Hepatomegalie, Hepatitis)* und *Niere (Nephritis)* sein.

Herzentzündung (Lyme-Karditis). Der Befall des Herzens (Lyme-Karditis) durch Borrelien scheint als Organerkrankung im Stadium II bei rund 8 Prozent der Borreliose-Patienten eine Rolle zu spielen. Die Spirochäten gelangen von der Infektionsstelle in der Haut über die Blutgefäße direkt ins Herz. Dort führen sie vor allem zu Entzündungen des Reizleitungssystems, die sich durch Herzrhythmusstörungen äußern. Seltener tritt eine Entzündung des Herzmuskels auf, bei der sich die Pumpleistung vermindern kann. Obwohl auch dramatische Verläufe mit Todesfolge bekannt sind, scheint die Lyme-Karditis häufig nicht von langer Dauer zu sein, verläuft selten chronisch und kann bei richtiger Diagnose völlig ausheilen. Hier ist der Hinweis des Patienten auf einen Zeckenstich oder eine frühere Wanderröte für die ärztliche Diagnosestellung hilfreich.

Lyme-Karditis bei rund 8 % der Patienten in Stadium II

Die Störungen bei Lyme-Karditis lassen sich im Elektrokardiogramm (EKG) nachweisen. Allgemeine Symptome, die Herzprobleme andeuten, sind:
- Kurzatmigkeit,
- Herzklopfen,
- Herzjagen,
- Benommenheitsschwindel, Ohnmacht und
- ein veränderter Puls.

Allgemeine Kennzeichen für Herzprobleme

Erkrankungen des Bewegungsapparates

Gelenkentzündung (Lyme-Arthritis). Die durch Borrelien ausgelöste Gelenkentzündung (Lyme-Arthritis) betrifft etwa 10 Prozent aller Patienten und tritt in den Stadien II und III auf.

Zuerst kommt es Wochen, Monate oder Jahre nach dem Zeckenstich zur Schwellung, zu Ergüssen, Rötungen, Überwärmung und Schmerzen an einem Gelenk. Häufig sind große Gelenke wie Knie (Abb. 14), Schulter oder Ellbogen betroffen. Es können aber

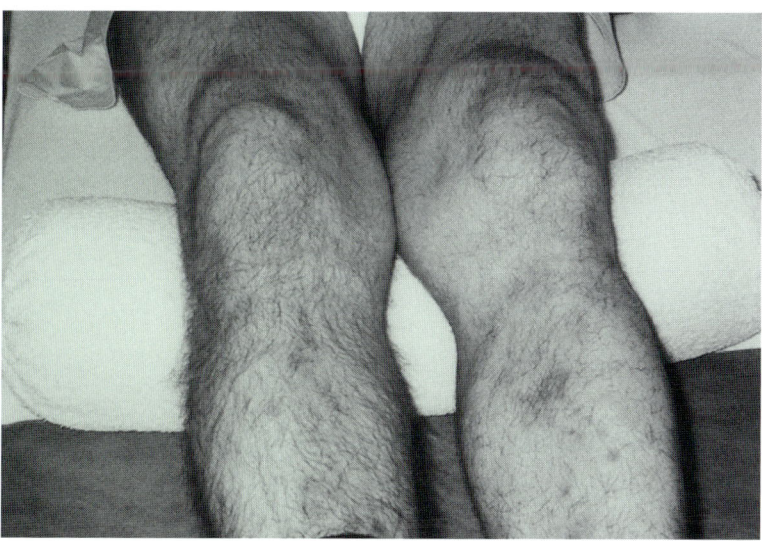

Abb. 14 Durch Lyme-Arthritis schwer entzündetes linkes Knie
(Foto: Kricken)

praktisch alle großen und kleinen Gelenke (Sprung-, Hand-, Zehen-, Finger- und Mittelfußgelenke) einschließlich des Kiefers und der Fersen schmerzen. Im Laufe der Zeit können die Schmerzen sogar wandern. Die 1 Tag bis 5 Monate andauernden Attacken treten oft schubweise in Abständen von bis zu 4 Jahren mit großer Heftigkeit auf und führen mitunter zur starken Einschränkung der Beweglichkeit.

Unheilbare Schäden am Gelenkknorpel

Bei jedem zehnten Patienten mit Lyme-Arthritis führt die chronische Gelenkentzündung im Stadium III zur nicht wieder heilbaren Beschädigung des Gelenkknorpels (Arthrose) mit Gelenkversteifung.

Leider besitzt die Lyme-Arthritis kaum typische Besonderheiten, die sie von anderen entzündlichen Gelenkerkrankungen wie Gicht oder Abnutzungserscheinungen eines Gelenks unterscheidet. Deshalb ist die Diagnose nicht einfach zu stellen. Der Arzt kann nur auf dem Wege der Ausschlussdiagnose versuchen, der Ursache ihrer Gelenkerkrankung auf den Grund zu gehen. Ausschlussdiagnose bedeutet, sich durch Tests an die Lösung heranzutasten und damit alle nicht in Frage kommenden Krankheitsursachen auszuschliessen.

Muskelschmerzen am ganzen Körper

Muskelschmerzen. Häufig treten bei Borreliose-Patienten Muskelschmerzen (Myalgien) am ganzen Körper oder an den großen Gesäß- und Beinmuskeln auf.

Fibromyalgisches Syndrom (FMS). Wenn Muskelbänder an ihrer Verbindungsstelle mit dem Knochen entzündet sind, spricht man vom sogenannten fibromyalgischen Syndrom (FMS). Das FMS wird heute neben verschiedenen psychischen und physischen Auslösern mit dem Auftreten von Borrelien in Zusammenhang gebracht.

Typische Schmerzstellen des FMS befinden sich im Nacken, am Rücken, an Schultern, Oberarmen, Oberschenkeln und am Gesäß. Die Patienten spüren dabei schmerzhafte Druckpunkte, haben ein Steifheitsgefühl und klagen über schnell eintretende Müdigkeit.

Lyme-Borreliose ohne nachweisbare Titer

Ein Problem, das Patienten wie Ärzten zu schaffen macht, sind die sogenannten seronegativen Verläufe, bei denen die Patienten unter besonderen Leidensdruck geraten können.

Der behandelnde Arzt kommt aufgrund der Vorgeschichte der Krankheit und des klinischen Verlaufs zu dem Schluss: Der Patient hat eine Borreliose. Zur Bestätigung der Diagnose wird nun das Blut untersucht. Aber die Laborergebnisse bestätigen die Diagnose nicht, sondern sind negativ.

Indessen besagt solch eine Seronegativität nichts anderes, als dass sich zum Zeitpunkt der Bestimmung mit den üblichen Tests keine borrelienspezifischen Antikörper nachweisen lassen. *Ursachen negativer Laborergebnisse*
Dafür kann es eine Vielzahl, bisher kaum erforschter, Ursachen geben:
- Die verwendete Test-Charge, fehlende Standardisierungen oder Kreuzreaktionen mit anderen Erregern führen zum falschen Ergebnis.
- Die Immunantwort in Gestalt der Antikörper ist durch die sehr frühe Gabe von Antibiotika wegtherapiert worden.
- Weil die Borrelien ständig ihre Struktur verändern, können sie vom Immunsystem nicht erkannt, geortet und vernichtet werden.
- Das Immunsystem ist durch Medikamente, Mikroben oder andere körperfremde Stoffe blockiert.
- Die durch das Immunsystem erfolgte Bildung von Antikörpern ist noch nicht messbar.
- Die Borrelien schotten sich auf bisher unbekannte Art ab.
- Die intrazelluläre Lage der Borrelien macht eine Antikörperbildung unmöglich.

Bei negativem Laborbefund werden Patienten leider immer noch häufig zu Simulanten, Hypochondern und Neurotikern abgestempelt. Aber auch die Ärzte sind frustriert. Seronegativität heißt aber nicht ein für allemal negativ im Stadienverlauf einer Borreliose-Erkrankung. Die Erfahrung zeigt, dass mitunter schon ein anderes Labor zum gegenteiligen Ergebnis kommen kann. *Patienten gelten zu Unrecht als Simulanten*

Schulmedizinische Therapie der Borreliose

Die schulmedizinische Therapie der Borreliose zielt auf die Vernichtung der krankmachenden Spiralbakterie *Borrelia burgdorferi* im menschlichen Körper.

Geeignete Therapien sind schwer zu finden

Diese Bakterie macht es den Ärzten seit ihrer Entdeckung schwer, geeignete Therapien zu finden. Dazu tragen beispielsweise die verschiedenen Stämme der Bakterie und ihre lange Generationszeit von 6–20 Stunden bei. Außerdem vermag sie sich zu verändern, ganz hartnäckige Formen zu bilden und sich in für Medikamente schwer zugänglichen Körperregionen zu verstecken.

Bisher gibt es keine etablierte, von allen Medizinern gleichermaßen angewandte Therapie. In den nächsten Jahren besteht hinsichtlich der Wirksamkeit einzelner Medikamente noch viel Forschungsbedarf.

> Eines steht fest: Jede Behandlung der Borreliose stützt sich auf die Verabreichung von Antibiotika. Das sind Substanzen, die das Wachstum von Krankheitserregern hemmen oder diese vernichten.

Antibiotika für die Borreliose-Behandlung

Bei der Bekämpfung der Borrelien haben sich folgende vier Wirkstoffe bzw. Antibiotika bewährt:
- Tetracycline,
- Penicilline,
- Makrolide und
- Cephalosporine.

Wirksamste Antibiotika gegen Wanderröte

Tetracycline sind Breitspektrum-Antibiotika, die gleich eine Vielzahl von Bakterien, u. a. Borrelien, Treponemen und Leptospiren, schwächen oder abtöten. Von besonderer Bedeutung ist, dass sie

die Zellmembranen überwinden und damit innerhalb der Zelle (intrazellulär) wirken. Sie gelten als die wirksamsten Antibiotika bei der Wanderröte und kommen auch bei einfachen neurologischen Krankheitsformen zur Anwendung. Bei Kindern unter 8 Jahren, während der Schwangerschaft und in der Stillzeit sind sie nicht anwendbar. Zu ihren Nebenwirkungen zählen:
- Allergien,
- Magenbeschwerden und
- eine vermehrte Sonnenempfindlichkeit der Haut, die schnell zum Sonnenbrand führen kann.

Vertreter der Tetracycline sind Doxycyclin und Minocyclin.

Penicilline sind die Mittel der ersten Wahl bei allen Infektionen, deren Erreger gegen sie empfindlich sind. Dazu gehört auch die Spiralbakterie *Borrelia burgdorferi*. In Tablettenform werden sie vor allem zur Behandlung von Hauterscheinungen der Borreliose sowie ferner bei borreliosebedingten Gelenkentzündungen im Kindesalter eingesetzt. Gelenkentzündungen bei Erwachsenen können durch hohe Infusionsdosen Penicillin behandelt werden. Die Penicilline sind auch während der Schwangerschaft anwendbar, können aber zu allergischen Reaktionen verschiedener Organe führen. Typische Vertreter sind Amoxicillin und das Benzylpenicillin (Penicillin G).

Als Tabletten vor allem gegen Hauterscheinungen

Makrolide sind weiterentwickelte Antibiotika, die sogar noch Erreger schädigen oder vernichten, die gegen Penicilline und Tetracycline resistent sind. Sie eignen sich zur Behandlung der Wanderröte und sind für Kinder wie für Erwachsene gleichermaßen verträglich. Allergische Reaktionen können auch bei den Makroliden auftreten.

Für Kinder und Erwachsene verträglich

Vertreter der Makrolide sind Azithromycin, Roxithromycin und das Erythromycin. Letzteres wird wegen der nicht so guten Hemmung der Erreger heute weniger verabreicht. Es trotzdem einzusetzen macht jedoch Sinn, weil es auch gegen die Erreger der Ehrlichiose und der Babesiose wirkt – zwei Krankheiten, die zusammen mit der Borreliose auftreten können.

Cephalosporine, vor allem die der III. Generation, sind hochwirksame Breitbandantibiotika. Sie werden von manchen Medizinern als die besten Mittel gegen Borreliose im Stadium II und III ange-

Einnahme oft mehrmals am Tag

sehen. Ihre intramuskuläre Injektion und/oder Verabreichung über eine Infusion ist wegen der hohen Dosen oft mehrmals pro Tag nötig. Sie werden deshalb bei besonders schweren Infektionen eingesetzt. Auch wenn gegen mehrere Antibiotika resistente (multiresistente) Keime zu erwarten sind und die Immunabwehr geschwächt ist. Die Cephalosporine finden vorzugsweise bei der akuten Neuroborreliose Anwendung. Sie können Leber, Galle, Niere und die Darmflora schädigen. Cephalosporine sind während der Schwangerschaft zu vermeiden, rufen manchmal allergische Reaktionen, Müdigkeit und leichten Durchfall hervor. Vertreter dieser Antibiotikagruppe sind Cefpodoxim, Cefuroxin, Cefotaxim, Ceftriaxon.

Die Therapie der drei Stadien

Behandeln, bis alle Symptome verschwunden sind

Je früher man die Borreliose mit entsprechend dosierten Antibiotika behandelt, desto günstiger sind die Heilungschancen. Wie lange welches Medikament verabreicht wird, ist vom Stadium der Krankheit und von den betroffenen Organen abhängig. Man ist heute der Überzeugung, gleich mit hohen Medikamentendosen zu starten und die Borreliose so lange zu behandeln, bis der Patient frei von Symptomen ist.

Ein in den letzten Jahren häufig angewandtes Therapieschema für das Stadium I und das beginnende Stadium II beinhaltet die Einnahme von zweimal täglich 100–200 mg Doxycyclin für einen Zeitraum von 2 bis 3 Wochen. Als Alternative zu Doxycyclin wird meist Amoxicillin oder ein Makrolidantibiotikum wie Erythromycin in einer Dosierung von täglich 3- bis 4 mal 500 mg empfohlen. Im späteren Stadium II und besonders im Stadium III der Erkrankung wird im Allgemeinen eine hochdosierte parenterale Therapie mit z. B. Ceftriaxon oder Penicillin G durchgeführt. Der Therapieerfolg entspricht jedoch nicht immer den Erwartungen und lässt oftmals den Wunsch nach einer effektiveren Behandlungsmöglichkeit offen.

In der Dresdner Praxis hat sich nach der Behandlung von über 600 Borreliose-Patienten folgendes Behandlungsschema bewährt:

- Stadium I: 10 Tage Doxycyclin, zweimal 100–200 mg pro Tag (je nach Körpergewicht), dann 8 Tage Therapiepause und an-

schließend 10 Tage Amoxicillin, zweimal 1 g pro Tag, oder 10 Tage Cefpodoxim, zweimal 200 mg pro Tag. Nach 6 Wochen Kontrolle der Antikörpertiter.
- Stadium II: 10 Tage Doxycyclin, zweimal 100–200 mg pro Tag (je nach Körpergewicht), dann 8 Tage Therapiepause und anschließend 10 Tage Cefpodoxim, zweimal 200 mg pro Tag, oder 10 Tage Amoxicillin, zweimal 1 g pro Tag. Nach 6 Wochen Kontrolle der Antikörpertiter.
- Stadium III: 10 Tage Doxycyclin, zweimal 100–200 mg pro Tag (je nach Körpergewicht), dann 8 Tage Therapiepause und anschließend 10 Tage Cefpodoxim, zweimal 200 mg pro Tag, dann 8 Tage Therapiepause und anschließend 10 Tage Amoxicillin, zweimal 1 g pro Tag, dann 8 Tage Therapiepause und anschließend 10 Tage Erythromycin, zweimal 650 mg pro Tag. Nach 6 Wochen Kontrolle der Antikörpertiter.

Stadium I und II werden in der Regel auf die gleiche Art und Weise behandelt, denn es lässt sich nur in seltenen Fällen bestimmen, ob die Erkrankung noch im Stadium I oder schon im Stadium II ist.

Die gepulste Therapie mit Pausen zwischen den einzelnen Behandlungsschritten wurde von einem Ärzteteam aus Heidelberg vorgeschlagen und wird in der Dresdner Praxis durch komplementärmedizinische Mittel und Methoden ergänzt, deshalb sprechen wir vom »modifizierten Heidelberger Schema«.

Das modifizierte Heidelberger Schema

Mit diesem Verordnungsregime konnte bei Patienten im Stadium I ein 100-prozentiger Erfolg erzielt werden. Es ist wichtig anzumerken, dass sich dieser Erfolg nur sicher einstellt, wenn der Patient auch wirklich die ganze Medizin bis zur letzten Tablette oder Kapsel einnimmt.

Im Stadium II beträgt der Therapieerfolg beim ersten Zyklus etwa 80 Prozent. Bei den verbleibenden 20 Prozent wird der Antibiotika-Zyklus 2- bis 3-mal wiederholt, so lange, bis der Titer seronegativ ist und die Patienten beschwerdefrei sind.

Im Stadium III kann beim ersten Zyklus ein Therapieerfolg von 70 Prozent erzielt werden. Auch hier führt die Zyklus-Wiederholung zu einem 80-prozentigen Erfolg.

Abhängig von den Beschwerden der Patienten kann bei der Wiederholung des Behandlungszyklus unter den Wirkstoffen variiert werden, denn die bisher bekannten, krankmachenden Borrelien-Stämme scheinen verschieden auf einzelne Antibiotika zu reagieren. Bei besonders übergewichtigen Patienten ist auch eine Veränderung der Dosis ratsam. Labor-Nachkontrollen im Halbjahresrhythmus bis zu 2 Jahren bestätigen die Ergebnisse. In all den Jahren ist das Wegtherapieren der Titer lediglich bei 4 Patienten nicht gelungen. Weil sie sich gesund fühlten, wurden sie mit ihren Serumnarben als geheilt, aber kontrollbedürftig aus der Borreliose-Behandlung entlassen.

Manche Symptome bleiben bestehen

Bestimmte Beschwerden wie Kopfschmerzen, Tinnitus (Ohrgeräusche), Hörminderungen, Sehleistungsstörungen, Herzbeschwerden (Herzschmerzen, Herzrhythmusstörungen) und Schmerzen im Bewegungssystem (Knochen, Sehnen, Muskeln, Gelenke) gehen insbesondere im Stadium III nicht vollständig zurück.

Bei 4 anderen Patienten trat während der Antibiotikabehandlung die Jarisch-Herxheimer-Reaktion auf – eine ausgeprägte Beeinträchtigung des Allgemeinbefindens, die innerhalb der ersten 12 Stunden nach Behandlungsbeginn einsetzt, sich durch Fieber, Frösteln, einer Verstärkung der Krankheitsgefühle, Rötungen und Schwellungen etc. und Schocksymptome zeigt. Sie entsteht durch den massenhaften Zerfall der Krankheitserreger und die dabei freigesetzten Erregergifte im Körper.

Nebenwirkungen der Antibiotikabehandlung

Einige Patienten haben den Eindruck, sich noch nie so wohl gefühlt zu haben wie während der Antibiotikabehandlung. Andere wiederum klagen anfangs über eine wesentliche Verschlechterung aller Beschwerden, insbesondere über Schmerzen in der Oberschenkelmuskulatur und im Schulter-Nacken-Bereich. An unerwünschten Nebenwirkungen treten in Einzelfällen Hautallergien und Magen-Darm-Beschwerden (Völlegefühl, Durchfall) auf.

Vorbeugende Behandlung

Wirklich sinnvoll?

Es ist seit Jahren ein Streitthema unter Medizinern, ob gleich nach einem Zeckenstich vorbeugend (prophylaktisch) Antibiotika verabreicht werden sollte. Ohne hinreichende Symptome des Stadiums I – diese treten erfahrungsgemäß erst nach Tagen oder Wochen auf – oder dem Nachweis, dass die Zecke tatsächlich Borrelien-Träger ist, wird die vorbeugende Behandlung von den meisten Ärzten abgelehnt. Forstarbeiter beispielsweise, die sehr häufig von Zecken gestochen werden, müssten dann ja bei konsequenter Vorbeugung ständig Antibiotika einnehmen.

Es liegt immer im Ermessen des Arztes und ist abhängig vom Einzelfall, ob er Patienten nach einem Zeckenstich Antibiotika verschreibt.

Behandlung in der Schwangerschaft

Es steht heute außer Zweifel, dass bei Lyme-Borreliose-Infektionen von Schwangeren eine Gefährdung der Leibesfrucht möglich ist. Die Borrelien können die Barriere des Mutterkuchens im Leib der Schwangeren, der den Fötus ernährt und vor Gefahren schützen soll (Plazentaschranke), überwinden, zu Tot- und Frühgeburten sowie zu schweren Missbildungen beim Neugeborenen führen.

Borrelien können schwere Missbildungen verursachen

Obwohl das konkrete Risiko einer Übertragung von Borrelien während der Schwangerschaft durch fehlende Forschungsergebnisse bisher kaum abschätzbar ist, muss jede Borrelien-Infektion einer Schwangeren mit aller Konsequenz behandelt werden.

Es kommen natürlich nur Medikamente in Frage, die das im Mutterleib heranwachsende Kind nicht schädigen. Deshalb wird man vor allem auf hochdosierte Penicillinpräparate (Penicillin G) zurückgreifen, die intravenös verabreicht werden.

Komplementärmedizinische Begleittherapie

Die Komplementärmedizin ist aus der Naturheilkunde, den Naturheilverfahren oder Außenseitermethoden hervorgegangen und beinhaltet heute auch eine entsprechende Apparatemedizin. Man bezeichnet sie oft als eine natürliche Heilweise und bringt sie damit nicht unberechtigt in die Nähe dessen, was Homöopathen und Heilpraktiker tun.

Patienten fragen immer öfter danach Viele Patienten, die mit Antibiotika der Schulmedizin behandelt werden, meinen nach ihrem mehr oder weniger wiederhergestellten Wohlbefinden, dass ihnen auf dem Weg zu völliger Gesundheit noch etwas fehle.

Zunehmend werden schulmedizinische Behandlungsmethoden auch wegen der auf den Beipackzetteln aufgelisteten Angst machenden Nebenwirkungen abgelehnt.

> **Wichtig!** Bei einer Infektionskrankheit wie der Borreliose sind Antibiotika unerlässlich! Es gibt keinen anderen Weg, den krankmachenden Bakterien beizukommen. Als Begleit- oder Folgetherapien eignen sich komplementärmedizinische Anwendungen aber ausgezeichnet für den Ganzheitserfolg.

Komplementärmedizinische Anwendungen
- helfen u. a. beim Aufbau der durch Antibiotika vernichteten Bakterienflora des Darmes,
- beseitigen Heilhindernisse,
- stimulieren das Immunsystem,
- kräftigen den stark angegriffenen Körper,
- stillen auf natürliche Weise Schmerzen und senken Fieber,
- wirken antidepressiv und
- fördern den Schlaf.

Die Schulmedizin und die ergänzende Komplementärmedizin zusammen werden heute auch als Ganzheitsmedizin bezeichnet.

Es ist typisch für die in der Komplementärmedizin verabreichten pflanzlichen Arzneimittel (Phytopharmaka) und homöopathischen Arzneimittel (Homöopathika), dass sich die Beschwerden zunächst einmal verschlimmern können – wenn auch nur vorübergehend. Das müssen die Betroffenen ebenso in Kauf nehmen wie die Nebenwirkungen der Antibiotikabehandlung.

Ganzheitsmedizin

Apparatemedizin

Eine wichtige Funktion während oder nach Antibiotikagaben bzw. eine Heilwirkung bei chronischen Krankheiten und Verschleißkrankheiten wird der Anwendung folgender Therapien zugesprochen:

- Ultraviolettbestrahlung des Blutes,
- Oxyvenierung (Sauerstoffgaben in die Venen),
- Sauerstofftherapie nach Ardenne,
- Ozontherapie,
- Magnetfeldtherapie,
- Kohlensäuretherapie,
- Neuraltherapie und alle anderen Arten der Akupunktur,
- Colon-Hydro-Therapie.

Ihre nähere Beschreibung und ihre jeweiligen Anwendungsbereiche (Indikationen) würden den Rahmen dieses Buches sprengen. Diese Auflistung kann daher nur anregen, sich eingehender mit der hilfreichen komplementärmedizinischen Apparatemedizin zu beschäftigen.

Unterstützende Präparate

Ergänzend zu einer Borreliose-Behandlung erwiesen sich folgende Präparate bei vielen Patienten als hilfreich. Ihre Dosierung legt der Arzt entsprechend dem Schweregrad und Stadium der Erkrankung sowie unter Berücksichtigung der Verordnungsvorschriften des Beipackzettels fest. Bei der Anwendung homöopathischer Präparate kann es in den ersten 3 Tagen zu einer Verschlechterung des Allgemeinbefindens und zu Allergien kommen, daher ist ihre Einnahme nur unter ärztlicher Kontrolle zu empfehlen.

Präparate mit schmerzstillender und fiebersenkender Wirkung
- Colocynthis Homaccord Ampullen, Tropfen,
- China Homaccord S Ampullen, Tropfen,
- Mercurius Heel S, Tabletten,
- Infi Symphytum, Tropfen,
- Löwe-Komplex Nr. 8,
- Discus comp. Ampullen,
- Traumeel S Ampullen, Salbe, Tabletten, Tropfen,
- Homobion Ferrum phosphoricum R5, Tropfen,
- Arthrifid S Mixtur, Tabletten,
- Ranunculus Homaccord Ampullen, Tropfen,
- Gripp-Heel Ampullen, Tabletten.

Präparate, die Wachstum und Vermehrung der Erreger hemmen
- Homobion Aconitum S, Tropfen,
- Homobion Bryonia, Tropfen,
- Secerna pro injectione S,
- Homobion Kalium carb. R4,
- Homobion Echinacea D9, Tropfen,
- Infi Lymphect, Tabletten.

Das Immunsystem stimulierende Präparate
- Infi Lachesis Injektion,
- Homobion Aconitum S, Tropfen,
- Homobion China S, Tropfen,
- Cerebrum comp. Ampullen,
- Engystol N Ampullen,
- Lymphomyosot Ampullen, Tabletten, Tropfen,
- Echinacea comp. S forte Ampullen,
- Löwe-Komplex Nr. 11,
- Infi Echinacea Injektion,
- Infi Eupatorium Injektion,
- Galium Heel Ampullen, Tropfen.

Präparate mit entgiftender Wirkung
- Hepar comp. Ampullen,
- Coenzyme comp. Ampullen,
- Ubichinon comp. Ampullen,
- Leptandra comp. Ampullen, Tropfen,

- Solidago comp. S Ampullen,
- Psorinoheel Ampullen, Tropfen,
- Tonsilla comp. Ampullen,
- Dyskrafid pro injectione S Ampullen,
- Homobion Aconitum S, Tropfen,
- Lymphdiadral Basistropfen.

Präparate mit ausleitender Wirkung (z. B. werden Reste von Bakterien über den Harnweg ausgeschieden):
- Redox-Injektopas Ampullen I und II,
- Löwe-Komplex Nr. 13,
- Infi Cantharis Injektion,
- Infi Orthosiphonis, Tropfen,
- Indischer Nierentee Fides,
- Restrukta forte ST, Tabletten,
- Galium Heel Ampullen, Tropfen,
- Arnica Heel Salbe, Tropfen,
- Solidagoren N, Tropfen (Dr. Klein),
- Infi Myositis Injektion.

Präparate, die Heilhindernisse beseitigen
- Coenzyme comp. Ampullen,
- Ubichinon comp. Ampullen,
- Glyoxal comp. Ampullen,
- Infi Arsenicum Tabletten,
- Pasgensin Dragees,
- Infi Lymphect Tabletten,
- Pascotox Forte Injektopasc. Ampullen,
- Haut- und Blutreinigungstee N (Infirmarius-Rovit),
- Infi Lachesis Injektion,
- Infi Ginseng.

Präparate, die die Bakterienflora des Darmes aufbauen
- Bakteriofid S, Pulver,
- Anacardium Homaccord Ampullen, Tropfen,
- Podophyllum comp. Ampullen, Tropfen,
- Ozovit, Pulver,
- Mutaflor 100 Kapseln,
- Markalact, Pulver,

- Acidophilis zyma Granulat,
- Amara Tropfen Pascoe,
- Dysenterie Tropfen Hevert,
- Schweden Trunk, der Echte.

Präparate, die das Immunsystem des Darms stimulieren
- Colibiogen infantibus N Ampullen, Lösung,
- Eugalan forte LC (Toepfer), Pulver,
- Mucosa comp. Ampullen,
- Gastrol S, Tropfen,
- Hewelymphon N, Tabletten,
- Prosymbioflor, Tropfen,
- Symbioflor 1 und 2, Tropfen,
- Löwe-Komplex Nr. 1,
- Rephalysin C, Dragees,
- Allergie-Injektopasc. Ampullen.

Präparate mit antidepressiver und schlaffördernder Wirkung
- Ypsiloheel, Tabletten,
- China-Homaccord S Ampullen, Tropfen,
- Coffea Homobion S2, Tropfen,
- Infidyston Injektion,
- Löwe-Komplex Nr. 4,
- Homobion Aurum metallicum S, Pulver,
- Passioflora Fides, Tropfen,
- Infi China Injektion.

Spezielle Diäten und Revitalisierungskuren
- Misteltherapien,
- Wiedemann-Kur,
- vitOrgan-Kuren.

Rehabilitation und Diätetik der Borreliose

Eine spezielle beschwerden- oder symptombezogene Physiotherapie und Diätetik der Borreliose gibt es bisher nicht. Die Behandlungsgrundsätze lehnen sich an die bei akuten und chronischen Infektionskrankheiten, Verschleißerscheinungen und Alterskrankheiten üblichen und bewährten Mittel und Methoden an.

Über Dauer, Strategie und Dosierung der Behandlung entscheiden der Arzt und der Physiotherapeut gemeinsam.

Nachfolgend sollen nicht die stationär praktizierten Vorgehensweisen im klinischen Bereich oder die ambulant oder bei Heilkuren durchgeführten Rehabilitationsmaßnahmen besprochen werden. Aus praktischen Erwägungen geben wir vor allem Hinweise zur Haus- und Eigenbehandlung. *Hinweise zur Eigenbehandlung*

Bei vielen Patienten führt die Borreliose zu chronischen Krankheitsbildern und Beschwerden, die zu einer erheblichen und dauerhaften Belastung werden. Deshalb ziehen immer mehr Betroffene häusliche Anwendungen und die bewusst zusammengestellte Kost dem zeitraubenden Besuch physiotherapeutischer Einrichtungen vor.

Gute Erfahrungen gibt es beispielsweise mit der Bilz-Diät, zu der seit Jahren ein spezielles Bilz-Gesundheitskochbuch existiert.

Therapiebeispiele

Lyme-Karditis. Bei der chronischen borrelienbedingten Herzentzündung (Lyme-Karditis) sind kochsalzarme Kost, Diät, der Verzehr von Frischgemüse und Obst, reichlich körperliche Aktivitäten (Spaziergänge, Rad fahren, Wanderungen, Arbeit in Haus und Garten) und Yoga neben Massagen zu empfehlen. *Viel körperliche Aktivität*

Depressive Stimmungsschwankungen. Depressionen, unter denen Borreliose-Patienten der Stadien II und III besonders häufig zu leiden haben, lassen sich mit Essigwaschungen der Brust und des Rückens, Entspannungsübungen, Hydrotherapie, Sauna, Bürstenmassagen, Schwimmen, Psychotherapie, Wickeltherapie, Heublumenbädern und Rheumasitzbädern behandeln.

Ruhigstellen und mit Eis behandeln ...

Entzündungen der großen Gelenke. Diese Entzündungen versucht man am besten durch Ruhigstellung, Eisbehandlung, Heilerde, kalte Fangopackungen, Wickel und Güsse in den Griff zu bekommen.

Gelenkschmerzen. Gegen Schmerzen in den Gelenken helfen Schwimmen, Rad fahren, feuchte Wärme in Form von Fango- oder Moorpackungen, Heublumenauflagen, Sauna, Krankengymnastik und Massagen.

Heublumen und Entspannung ...

Bandscheibenbeschwerden. Bei Beschwerden mit den Bandscheiben raten wir zu kalten Fangopackungen, lauwarmen Heublumenauflagen, Entspannungsübungen, Sauna, Massagen, Moor- und Schwefelbädern, Kranken- und Wassergymnastik und Schwimmen.

Beschwerden im Schulter-Nacken-Bereich. Hier haben sich Fango- und Moorpackungen, Massagen und die lokale Wärmebehandlung mit Rotlicht bewährt.

Schmerzen der Brustwirbelsäule. Linderung und Heilung können Fangopackungen, Heublumenauflagen, Entspannungsübungen, Massagen, Sauna, Moorpackungen, Moor- und Schwefelbäder, Krankengymnastik, Schwimmen, Chirotherapie, Wassergymnastik, das Schlafen auf hartem und flachem Bett, Neuraltherapie, Thermalbäder und Lichttherapie bringen.

Auch bei Narbenbeschwerden nach Bauchoperationen

Chronische Bauchschmerzen. Gegen diese Bauchschmerzen ohne organischen Befund (auch Narbenbeschwerden nach Bauchoperationen) helfen Massagen, Dampfkompressen, warme Sitzbäder, Leibwickel, Heizkissen über dem schmerzhaften Bereich, Diät und der Verzicht auf die hochprozentigen Genussgifte.

Wanderröte und Borrelien-Lymphozytom. Bei diesen Hauterkrankungen sollten Sie auf Seife verzichten. Es wirken UV-Licht-Bestrahlungen, Rohkost, Bäder mit Weizenkleie, kochsalzarme Diät und Kompressen mit ungesüßtem Haut- oder Blutreinigungstee.

Lähmungen im Gesicht. Vor allem sollten Sie das Gesicht warm halten (Wärme in jeder Form) und mit mimischen Übungen die gelähmten Gesichtsabschnitte Schritt für Schritt wieder beweglich machen.

Vor allem das Gesicht warm halten

Lyme-Hepatitis. Bei Lyme-Hepatitis sind Diät, vitaminreiche Kost, leicht verdauliche Speisen, Fango- und Leinsamenpackungen, feuchte Wärme auf dem rechten Oberbauch, Rumpfwickel sowie ansteigende Fuß- und Armbäder wirksam. Es gilt striktes Alkoholverbot.

Stimulierung des Immunsystems. Zur Stimulierung des Immunsystems können Saunabesuche, Bürstenmassagen, Dampfbäder, Lichttherapie und Gymnastik beitragen.

Appetitlosigkeit. Bei Appetitlosigkeit, deren Ursache bei Borreliose-Patienten häufig auch in einem zusätzlich vorhandenen Diabetes mellitus, Bluthochdruck und in Herzkrankheiten liegt, helfen Fußbäder, kalte Waschungen, Massagen, möglichst viel Bewegung, ein geregelter Tagesablauf und Rohkosteinlagen.

Oft durch Begleiterkrankungen bedingt

Typische Verläufe – 14 Krankengeschichten

Die nachfolgenden Beispiele sind eine kleine, aktuelle Auswahl aus über 600 Patientenschicksalen, die sich im Laufe der letzten Jahre mit Borreliose-Symptomen – vielfach auch verschleppten bzw. nicht erkannten – in der Dresdner Praxis vorstellten. Mit Rücksicht auf Persönlichkeitsrechte und Datenschutz werden die Krankengeschichten hier anonymisiert präsentiert.

Patient, 36 Jahre
Der Lehrer aus dem Dresdner Umland kam Ende Mai 1999 mit einer etwa 20 Zentimeter langen und 15 Zentimeter breiten, stark juckenden Hautrötung, die ellipsenförmig am linken Bein zwischen Knie und Fuß verlief, in die Praxis. Die ersten Anzeichen, so erinnerte er sich, waren ihm schon 3 Wochen vorher aufgefallen. Eine Linderung des Juckreizes und Eindämmung der Entzündung durch Kosmetikcreme blieben erfolglos. Die Hautrötung hatte sich sogar weiter ausgebreitet und extrem verstärkt. Der Patient, welcher sonst bis nach Mitternacht Klassenarbeiten korrigieren konnte, klagte über eine schon am Tage einsetzende Müdigkeit. An einen Zeckenstich erinnerte er sich nicht, war aber an einem Wochenende ca. 14 Tage vor den ersten Symptomen mit seinem 7-jährigen Sohn im Wald spazieren. Dabei liefen sie auch über eine Lichtung mit kniehohen Gräsern und folgten auf einem Wildpfad einem Reh.

Zeckenstich nicht erinnert

Die Behandlung erfolgte zuerst 10 Tage lang mit täglich 2-mal 100 Milligramm Doxycyclin in Tablettenform. Danach wurde eine Woche lang mit täglich 2-mal 1000 Milligramm des Breitspektrum-Penicillins Amoxicillin therapiert. Gegen den Juckreiz wurde eine Zinksalbe verordnet. Die Entzündung der Haut klang jedoch nur geringfügig ab. Der Patient klagte auch über gelegentliche Nackensteifheit, deshalb wurde eine zweite Behandlungswelle mit der doppelten Dosis Doxycyclin über 2 Wochen und anschließender Gabe von Amoxicillin angewendet – dazu eine mittelstarke Cortisoncreme mit antibakterieller Wirkung. Ende September war die Hautentzündung, deren Juckreiz zuletzt kaum noch auftrat, fast vollständig abgeheilt. Die Müdigkeit trat ab Juli auch nicht mehr in Erscheinung.

Diagnose und Kommentar: Klassischer Fall einer Lyme-Borreliose im Stadium I mit Wanderröte (Erythema migrans) und Begleitbeschwerden wie Müdigkeit und Nackensteifheit. Der Zeckenstich könnte bei dem Waldspaziergang erfolgt sein. Dafür sprechen der Aufenthalt in hohem Gras am Waldrand und das Passieren eines Wildpfades, wo besonders häufig Zecken aller Stadien anzutreffen sind. Durch die Wanderröte war eine sichere Diagnose rechtzeitig zu stellen. Es zeigt sich, dass die Borreliose am besten gleich am Anfang mit hohen Medikamentendosen in den Griff zu bekommen ist. Die völlige Ausheilung sollte durch eine Blutuntersuchung überprüft werden.

Wanderröte ermöglicht rechtzeitige Diagnose

Patient, 50 Jahre
Nach einem Urlaub im August 1997 in Südschweden bemerkte der Patient am linken Oberschenkel eine Wanderröte. Die Hauterkrankung sei rund 14 Tage nach dem Stich einer Zecke aufgetreten. Im Oktober habe er 10 Tage lang Doxycyclin erhalten, wonach Ende Oktober 1997 die Borrelien-Serologie negativ war. Am 12. 12. 1997 sei er nach einem Atemnot- und Schwächeanfall mit Harninkontinenz unter dem Verdacht einer Durchblutungsstörung zur stationären Diagnostik und Therapie eingewiesen worden. Pathologische Befunde: Schädel-Magnetresonanz-Tomographie (MRT) mit 3 mm großen Durchblutungsstörungen im Hirnstamm. Das EKG zeigte Defekte der elektrischen Potentiale und Leitfähigkeit im Bereich der linken Herzkammer. Das Langzeit-EKG zeigte kurz dauernde, anfallartig auftretende und aus dem Herz-Vorhof kommende, schnelle Rhythmusstörungen. Seine Vorfahren, wusste der Patient, hatten alle Herzinfarkte. Sie alle seien im Alter um 40 Jahre an Herzinfarkten verstorben.

Als sich der Patient in der Praxis vorstellte, wurde auch eine Borreliose erwogen. Die Borrelien-Serologie am 10. 9. 1998 war positiv. Aufgrund der Vorgeschichte und der beklagten Beschwerden wurde der Patient nach dem modifizierten Heidelberger Schema und anschließend mit einer Infusionsserie (Wirkstoff Ceftriaxon) behandelt. Im Ergebnis war die Borrelien-Serologie nach 6 Wochen negativ. Während und nach der Therapie klagte der Patient über ein Wundgefühl am ganzen Körper. Schon bei geringer physischer Belastung spürte er Schmerzen im Bereich beider Achselhöhlen und eine permanente Schwäche in den Beinen. Anlässlich der Labor-Nachkontrollen am 21. 5. 1999 war die Borrelien-Serologie wieder positiv bzw. zweifelhaft. Der Patient verstarb am 24. 5. 1999 früh beim Rasieren. Der Notarzt diagnostizierte einen Herzinfarkt.

Ein Todesfall

Diagnose und Kommentar: Borrelieninduzierter Herzinfarkt bei familiärer Infarktneigung. Bei dem Patienten tauchten trotz eines wegtherapierten Erythema migrans mehrfach wieder Borrelien-Titer im Blut auf. Zwei Behandlungswellen mit starken Antibiotika konnten den Borreliose-Verlauf nicht verhindern. Dafür gibt es zwei Erklärungsmöglichkeiten:
- Entweder hatten sich Borrelien im Körper vor der Therapie verbergen können
- oder der Patient – obwohl er es energisch verneinte – wurde ein zweites oder drittes Mal von Zecken infiziert.

Patient, 54 Jahre
Der Patient ist Gartenbesitzer in Freital. Er erkrankte im Dezember 1998 an einer Grippe mit Halsschmerzen. Weil die Beschwerden trotz der Therapie anhielten, bekam er nacheinander Amoxicillin, Trimethoprim/Sulfamerazin, Doxycyclin und Clarithromycin. Danach sei die Grippe abgeklungen. Seine Gartennachbarn litten schon mehrfach unter Zeckenstichen. Er war sich nicht sicher, ob er gestochen wurde, daher wurde im März 1999 die Borrelien-Antikörperbestimmung veranlasst. Sie ergab sehr hohe Werte. Seit März 1999 klagte der Patient über Kopfdruck, rasche physische und psychische Ermüdbarkeit, schlaflose Nächte, unerklärliches Frieren und Schwitzen ohne nachvollziehbare Ursache sowie über Grauschleier vor den Augen. Manchmal, formulierte er, habe er sogar einen Filmriss, sähe phasenweise kaum noch etwas.

»Grippe«

Die Magnetresonanz-Tomographie ergab eine Narbe im Bereich der Hirnhäute der Schädelbasis. Die Borrelien-Serologie war Anfang Mai 1999 trotz der Therapie mit dem modifizierten Heidelberger Schema positiv. Die Höhen der Titer waren jedoch rückläufig. Die Schlaf- und Sehstörungen, erklärte der Patient, hätten sich halbiert. So könne er wenigstens wieder leben und arbeiten. Der Patient ist nach längerer Krankschreibung wieder in einem Gartenbaubetrieb beschäftigt.

Diagnose und Kommentar: Neuroborreliose mit Entzündung des Sehnervs und der Sehrinde – ein seltener Fall einer hartnäckigen Therapieresistenz gegen mehrere eigentlich als hochwirksam bekannte Wirkstoffe. Hier muss mit neuen Nachweismethoden eventuell sogar untersucht werden, ob der Patient in Verbindung mit der Borreliose noch an einer Ehrlichiose oder bislang unbekannten Erregern erkrankte. Nach kurzer Pause ist eine erneute Therapie sinnvoll.

Seltener Fall hartnäckiger Therapieresistenz

Patient, 60 Jahre

Der Patient hat am Rande Berlins ein Wassergrundstück. Er erkrankte nach einem Zeckenstich ohne Wanderröte im Frühjahr 1991 mit Sehbeschwerden (Grauschleier), Gelenkbeschwerden an den Knie- und Sprunggelenken, deutlicher Hörminderung beiderseits, flüchtigen Durchblutungsstörungen im Gehirn und migräneartigen Kopfschmerzen. Die Beschwerden wurden nach Aussagen des Patienten mit Penicillin behandelt, wobei er über die Art des Penicillins, die Dosis und die Dauer der Behandlung keinerlei verlässliche Aussagen mehr treffen konnte. Die vorgenannten Beschwerden traten nur intervallartig im Abstand von bis zu 3 Monaten auf und gingen dann wieder spontan zurück. Anfang Mai 1998 stellte er sich in der Praxis vor, weil alle Beschwerden wieder da waren. Die Borrelien-Serologie, die nach 5 Tagen aus einem autorisierten Fachlabor in der Praxis vorlag, war negativ. Wegen der klaren Symptome und der Vorgeschichte wurde er nach dem variierten Heidelberger Schema und mit einer Ceftriaxon-Infusionskur (2 Gramm pro Woche) behandelt. Mitte März 1999 waren dann Borreliose-Antikörper nachweisbar. Weil die Beschwerden nicht zurückgingen, musste ihm nach einer Pause von 4 Wochen ein zweiter Behandlungszyklus verordnet werden. Danach fühlte sich der Patient endlich wohler.

Diagnose und Kommentar: Gelenk-Borreliose, Neuroborreliose, borrelieninduzierte Sehnerv- und Sehrindenentzündung, Borreliose des Innenohres. Hier handelt es sich um einen typischen seronegativen Fall. Das heißt, dass bei dem Patienten nach mehrfa-

Ein typischer seronegativer Fall

chen Antibiotikagaben seit 1991 zwar keine Antikörpertiter mehr nachweisbar sind, er aber nicht ausgeheilt ist. Diese Verläufe sind für die Patienten besonders belastend, weil sie nicht selten als Neurotiker abgestempelt werden.

Patientin, 68 Jahre

Im Mai 1996 wurde die Frau aus Meißen bei einem Spaziergang an der Elbe von einer Zecke gestochen. Im Juni erkrankte sie mit münzgroßen, roten, nichtjuckenden Flecken im Bereich beider Unterschenkel und Beine, die ständig ihre Lage wechselten. Da ging sie nach etwa 8 Wochen zum Chirurgen, der feststellte, dass ihr beim Entfernen der Zecke Teile derselben in der Haut stecken geblieben waren. Er schnitt die Zeckenteile mit dem Skalpell heraus und verschrieb ein Antibiotikum. Kurze Zeit nach der Einnahme des Antibiotikums seien im Bereich der Unterarme und Unterschenkel Knötchen aufgetreten. Die Patientin konsultierte in ihrer Verzweiflung die verschiedensten Hautärzte. Alle stellten unterschiedliche Diagnosen und behandelten anders. Zuletzt wurde aus einem Unterschenkel ein Stück Haut entfernt und zur Diagnostik einem Pathologen zugesandt. Der stellte fest, dass es sich um eine allergische Gefäßentzündung handelt. Zudem wurde eine Blutuntersuchung veranlasst, die hohe Borrelien-Antikörpertiter ergab. Nach 14 Tagen Antibiotikagabe veränderten sich die Hauterscheinungen. Die Haut wurde lila bis bräunlich. In diesem Zustand kam die verzweifelte Patientin in die Praxis.

Ein verschleppter Fall

Diagnose und Kommentar: Gefäßentzündung durch Borrelien (Haut-Borreliose bzw. Dermatoborreliose) und fragliche Sehnenscheiden-Borreliose. Die Borreliose hätte durch den Zeckenstich und die Hauterkrankung rechtzeitig erkannt und behandelt werden können. Durch die Verzögerung der Therapie sind vermutlich die für eine Borreliose untypischen Hauterkrankungen und die Sehnenscheidenentzündung entstanden. Eine weitere Therapie mit wirksamen Antibiotika wurde eingeleitet und ist bisher erfolgreich.

Patientin, 37 Jahre

Die selbst im Gesundheitswesen tätige Frau erzählte beim Praxis-Besuch 1999 folgende Krankengeschichte: Vor 10 Jahren hatte sie im Allgäu einen Zeckenstich, dem eine Hautröte folgte. Einige Zeit danach seien Nackensteifheit, Taubheit an den Fingern und Herzrhythmusstörungen aufgetreten. Jahrelang hätte sie dann zeitweilig ein Anschwellen der Fingergelenke bemerkt. Die im Zwei-Jahres-Rhythmus erfolgten Untersuchungen auf Rheuma, Gicht und Herzerkrankungen erbrachten nichts. Während ihrer Schwangerschaft im vorigen Jahr seien eine Sehverschlechterung am rechten Auge, Herzrhythmusstörungen sowie heftigere Fingergelenkbeschwerden durch geschwollene Gelenke aufgetreten. Außerdem sei das Kind zu früh, aber ohne Missbildungen, entbunden worden. Die Borreliose-Serologie war 1999 positiv.

Diagnose und Kommentar: Gelenk-Borreliose, Herz-Borreliose, Borreliose des rechten Sehnervs sowie borrelieninduzierte Frühgeburt. Bei den genannten Symptomen muss man immer an eine Borreliose denken. Sie hätte im Anfangsstadium sicher unkompliziert geheilt werden können. Angesichts ihres Lebensalters bestehen bei der jungen Frau aber auch nach 10 Jahren Leben mit der Infektion noch gute Rehabilitationschancen.

Wäre die Borreliose rechtzeitig erkannt worden ...

Patientin, 47 Jahre

Die Patientin erkrankte nach einem »schwarzen Fleck« (vermutlich abgerissene Zeckenteile) in der Kniekehle, den sie vor 20 Jahren in ihrem Garten im Harz beobachtet hatte, an schweren, wiederkehrenden Wirbelsäulenbeschwerden, die als Morbus Bechterew (entzündlicher Rundrücken) diagnostiziert und behandelt wurden. Eine Rheumakur im Jahre 1980 brachte keinen Erfolg, weil die Wirbelsäule während und nach der Kur entzündet gewesen sei. Seit der Zeit habe sie auch »Lähmungen an den Beinen«, was zu plötzlichen Stürzen infolge von Kraftlosigkeit in den Beinen führe. Im Wechsel mit Skelettbeschwerden habe sie auch plötzliche Anfälle von Herzrhythmusstörungen, wobei kardiologische Untersuchungen zu keinem Ergebnis geführt hätten. Zahlreiche Erkältungen in jedem Jahr seien immer wieder mit Schmerzen in den Mittelgelenken der Finger verlaufen. Jetzt habe sie schon bei geringer Zugluft Migräne. Eine magnetresonanztomographische Untersuchung des Kopfes 1998 habe eine Narbe im Gehirn und einen Sehnervendefekt ergeben. Dabei erinnert sie sich, dass sie vor 20 Jahren auch wochenlang Grauschleier vor den Augen hatte. Die Borrelien-Serologie im Februar 1999 war positiv.

Erhebliche Dunkelziffer bei Herz-Borreliose

Diagnose und Kommentar: Neuroborreliose, Herz-Borreliose. Es gilt als sicher, dass noch viele unbehandelte Borreliose-Patienten ärztlicher Hilfe bedürfen. Deren Erkrankung brach zu einer Zeit aus, als weder die Erreger noch Ursachen und Krankheitsverläufe bekannt waren, denn die Borreliose lässt sich erst seit wenigen Jahren richtig diagnostizieren und behandeln.

Patient, 58 Jahre

Der Besitzer eines Wassergrundstücks im Landschaftsschutzgebiet Talsperre Spremberg ist seit 30 Jahren begeisterter Pilzsammler in sächsischen und brandenburgischen Wäldern. Im Jahre 1984 habe er »ganz langsam« Laufprobleme wie bei multipler Sklerose bekommen. Es folgten stationäre Aufenthalte im Regionalkrankenhaus und in einer Nervenheilanstalt. Die stationären Aufenthalte dauerten insgesamt 6 Wochen. Danach wurde er berentet. Einen Zeckenstich habe er nicht beobachtet. Im März 1999 war die Borreliose-Serologie positiv. Seit der Behandlung mit dem modifizierten Heidelberger Schema fühlt sich der Patient viel besser.

Ein Fall für die Rente

Diagnose und Kommentar: Durch Borrelien verursachtes Guillain-Barré-Syndrom der Lendenwirbelsäule – in diesem Fall infolge der durch *Borrelia burgdorferi* verursachten Entzündung der aus der Lendenwirbelsäule austretenden und für die Bewegung der Beine erforderlichen Nerven.

Patientin, 8 Jahre

Die Eltern der Grundschülerin von der Ostseeküste bemerkten abends beim Waschen in der Schamgegend ihrer Tochter eine scheibenförmige, von der Scheide ausgehende Rötung der Haut. Sie entsprach einer typischen Wanderröte. Mit diesem Symptom kam die Patientin mit dem Vater während ihres Sachsen-Urlaubs in die Praxis. An einen Zeckenstich konnte sich das Mädchen nicht erinnern. Auch sonst fühlte sie sich wohl und machte einen gesunden Eindruck. Die Behandlung erfolgte 3 Wochen lang.

Diagnose und Kommentar: Borreliose mit Wanderröte (Erythema migrans) im Stadium I. Den Eltern wurde empfohlen, 6 Wochen nach der letzten Einnahme des Medikaments die Borrelien-Serologie am Heimatort überprüfen zu lassen. Das übermittelte Ergebnis war negativ, so dass die Patientin nach dem heutigen Stand der Erkenntnis als bestmöglich behandelt bzw. austherapiert gilt.

Patient, 51 Jahre

Der Patient kam im März 1999 mit einer akuten Borreliose-Serologie in die Sprechstunde: Er sei Haus- und Gartenbesitzer in Bayern und wohne in einem Waldgrundstück. Seit etwa 3 Jahren habe er eine Verringerung der Sehleistung des rechten Auges registriert, die gleichzeitig mit schwarzen Ringen vor den Augen und Grauschleier aufgetreten sei. Seine Augenärztin sprach von einer röhrenförmigen Einschränkung des Gesichtsfeldes (Röhrenskotom). Im Jahre 1998 wurde die Sehleistung jedoch nicht schlechter. Die Erwerbsfähigkeit des Patienten als Möbelschreiner war schon vor 3 Jahren so stark eingeschränkt, dass ihn der Medizinische Dienst der Krankenkassen (MDK) invalidisierte. Seine Krankheit hätte konkret nach einem Zeckenstich am 23. 9. 1996 in der rechten Achselhöhle begonnen, und zwar etwa 8 Wochen nach diesem Stich und zuerst mit abnormer Müdigkeit, Abgeschlagenheit, Belastungsschwäche in physischen und psychischen Belastungssituationen und einer monatelang zu sehenden Rötung. Zwischenzeitlich sei auch eine Gürtelrose im Brustbereich aufgetreten. Nach deren Abheilung fühlte er sich bis auf die Sehschwäche rechts wieder wohler. Jetzt klagte er hauptsächlich über das mangelhafte räumliche Sehen, über die allgemeine Körperschwäche, die sich von einer Minute zur anderen so verschlechtere, dass er sich hinlegen müsse. Auch über Schmerzen in der Lendenwirbelsäule, die in das rechte Bein ausstrahlen, berichtete der Patient. Damals sei er stationär untersucht und mit Erythromycin, Ciprofaxacin und Prednisolon behandelt worden, was eine geringe Besserung aller Befunde brachte. Jedoch schlug der nachfolgende Einsatz von Penicillin fehl. Aus Untersuchungsbefunden der stationären Behandlung seien den Ärzten eine Gangunsicherheit und Gefühlsstörungen an den Innenseiten der Ober- und Unterschenkel aufgefallen. Nach Angaben des Patienten war die Borreliose-Serologie mal positiv, mal negativ.

Invalidisierung

Diagnose und Kommentar: Neuroborreliose mit Entzündung der vorderen Zellen des Lendenmarks der Wirbelsäule, Entzündung der Sehnerven und der Sehrinde rechtsseitig mit Einengung des räumlichen Sehens auf einen ganz engen, röhrenförmigen Blickwinkel.

Neuroborreliose

Patient, 65 Jahre

Im Sommer 1991 hatte der Winzer, der in einem kleinen Familienbetrieb in der Pfalz arbeitet, erstmals starke Schulter- und Lendenschmerzen. Später kamen Schmerzen der Ellbogen, der Kniegelenke und Füße sowie Tage und Wochen großer Müdigkeit hinzu.

Der Hausarzt stellte im Frühjahr 1992 einen Bandscheibenschaden der Lendenwirbelsäule fest, der im Juli desselben Jahres operiert wurde. Die Operation brachte etwas Linderung. Doch körperliche Müdigkeit, die Probleme an Füßen und Knien sowie ein Kribbeln an Armen und Händen stellten sich immer wieder ein.

Der Hausarzt vermutete ...,

Der Hausarzt vermutete Überarbeitung und riet zur Schonung. Als der Patient im Sommer 1993 nachts vor Gelenkschmerzen ohne starke Schmerzmittel nicht mehr schlafen konnte, wurde er physiotherapeutisch in einer Rheumaklinik behandelt.

Statt einer Besserung kamen jedoch neue Symptome hinzu, die sich erstmals nach der Weinlese im Herbst 1993 zeigten: Konzentrationsschwäche, Verwechseln von Telefonnummern und Namen, Schwierigkeiten bei der Abrechnung, und einmal wurde sogar vergessen, einen langjährigen und wichtigen Abnehmer der Weine zu beliefern. Der Patient konnte sich das alles nicht erklären, litt sehr unter den ständigen Vorwürfen der Familie. Statt sich geschickt zu verteidigen, fehlten ihm immer öfter die richtigen Worte.

Der Hausarzt verschrieb ihm Medikamente gegen Depressionen. Als sich der Zustand nicht besserte, musste er seinem Sohn den Geschäftsverkehr übergeben.

... aber es war Borreliose

Bei einem 1994 erfolgten Klinikaufenthalt mit Rundumdiagnostik wurde im Labortest bei der Untersuchung von Blut und Hirnflüssigkeit die Zeckenerkrankung Lyme-Borreliose festgestellt und zuerst mit Antibiotikatabletten und danach mit einer zweiwöchigen Infusionstherapie behandelt. Dadurch nahmen die Schmerzen ab und der Patient konnte nachts wieder schlafen. In Abständen von 3–6 Monaten stellten sich jedoch die heftigen Symptome wieder ein. Auch die Hirnleistungsschwäche blieb.

Als sich der Patient nach einem erneuten Rückfall in der Praxis vorstellte, konnte eine Therapie nach dem veränderten Heidelberger Schema seinen Zustand stabilisieren. Der Patient verrichtet wieder Arbeiten im Weinberg, ist zur ständigen Büroarbeit aber nicht mehr in der Lage.

Diagnose und Kommentar: Die Diagnose der Borreliose mit Gelenk-, Nerven- und Hirnbefall wurde leider erst im sehr fortgeschrittenen Stadium III der Erkrankung gestellt. Die Antibiotikabehandlung kann hier nur bedingt helfen und stabilisieren, aber keine vollständige Heilung bringen.

Patientin, 35 Jahre

Die Hannoveranerin bemerkte bei der Morgentoilette im Juni 1996 eine Zecke an der rechten Brust, die sich durch ihr rotes Schildblatt als weibliche Zecke herausstellte. Vorher hatte sie keinen Zeckenstich bemerkt. Die Laboruntersuchung ergab akute Borrelien-Titer. Sie erhielt 3 Wochen lang 2-mal 100 Milliliter Doxycyclin, wonach die Borrelien-Serologie Ende August 1996 wieder negativ war. Allgemein- oder Lokalbeschwerden traten nicht auf.

Diagnose und Kommentar: Borreliose im Stadium I, die wahrscheinlich völlig austherapiert werden konnte.

Wahrscheinlich geheilt

Patientin, 20 Jahre

Die junge Frau aus Aachen beobachtete im Juli 1998 nach einem Spaziergang in der Dresdner Heide einen schwarzen Punkt in der linken Leistengegend. Selbst konnte und wollte sie die Zecke nicht entfernen, so dass sie in die Praxis kam. Hier wurde die Zecke mit einer Kanüle entfernt, jedoch vorerst keine Therapie eingeleitet. Acht Tage danach kam sie erneut in die Praxis: Die typische Wanderröte hatte sich gebildet und wurde mit 2-mal 100 Milligramm Doxycyclin 3 Wochen lang behandelt. Ferner wurde ihr geraten, die Antikörpertiter 6 Wochen nach der Einnahme der letzten Tablette an ihrem Heimatort bestimmen zu lassen. Telefonisch erhielten wir die Nachricht, dass »alles in Ordnung« sei.

Diagnose und Kommentar: Borreliose im Stadium I mit Erythema migrans, die vermutlich völlig wegtherapiert werden konnte.

Patientin, 62 Jahre

Nach Kurzurlauben im Sommer 1998 in der Schweiz und in der Lüneburger Heide erkrankte die Frau mit einer handtellergroßen Rötung um den Bauchnabel herum. Deshalb habe sie zuerst eine lila und dann eine weiße Salbe und einen Bauchverband von ihrem Hautarzt bekommen. Nach dem Auftreten von Kopf-, Nacken-Gliederschmerzen und Fieber um 38,5 °C sei eine Blutabnahme erfolgt und die Borreliose festgestellt worden. Danach begann eine 3-wöchige Antibiotikatherapie. Die Beschwerden und die Wanderröte gingen danach zurück, eine Titerkontrolle erfolgte jedoch nicht. Im April 1999 kam sie in die Sprechstunde, »weil die Borreliose wiedergekommen« sei. Es wurde Blut abgenommen, eine akute Borreliose festgestellt und erneut behandelt.

Diagnose und Kommentar: Borreliose im Stadium III oder erneute, nicht bemerkte Zeckeninfektion mit Borrelien. Um solche Ungewissheiten auszuschließen, ist eine obligatorische Nachkontrolle der Laborwerte 6 Wochen nach Einnahme der letzten Tablette erforderlich. Weil durch eine einmalige Borreliose-Infektion nach heutigen Erkenntnissen beim Menschen keine Immunität erworben wird, sind erneute Infektionen immer denkbar.

Nachkontrolle zwingend erforderlich

Patientin, 34 Jahre

Die Münchnerin bemerkte erstmalig vor 10 Jahren im Bereich der rechten Wade eine Zecke und entfernte sie selbstständig. Danach habe sie nach ausgedehnten Wanderungen in den Park- und Waldgebieten der Region immer wieder mal eine Zecke entfernt. Ab Ende Dezember 1997 sei sie mit Fieber, Übelkeit, Anfällen von Luftnot und Herzrhythmusstörungen erkrankt. Als besonders belastend empfand sie die zum Teil Tage bis Monate dauernden depressiven Stimmungslagen. Anlässlich eines stationären Aufenthaltes mit umfangreicher Diagnostik in einem Klinikum wurde eine Borreliose diagnostiziert und mit einer 14-Tage-Infusionskur mit täglich 2 Gramm Ceftriaxon behandelt.

Die in der Dresdner Praxis veranlasste Nachkontrolle der Antikörper ergab neben Borrelien-Antikörpern auch hohe Titer auf Chlamydien, eine Mikrobenart, die neuerdings im Verdacht steht, Herzinfarkte hervorzurufen. Die im Juli 1998 veranlasste Magnetresonanz-Tomographie des Schädels ergab Defekte im Stammganglienbereich des Gehirns ohne Zeichen akuter Entzündungen.

Diagnose und Kommentar: Borreliose mit Erythema migrans und Herz-Borreliose. Der Fall zeigt, dass man durchaus von Zecken gestochen werden kann, ohne dass eine Krankheit ausbricht, denn je

Nicht jeder Stich muss zur Erkrankung führen

nach der Region können 5–60 Prozent der Zecken mit Borrelien durchseucht sein. Die Patientin hatte mehrere Zecken-Erlebnisse, die sich als harmlos herausstellten. Aber einmal wurde sie dann eben doch von einer infizierten Zecke gestochen.

Patientin, 47 Jahre
Die Hundebesitzerin aus Trier macht mit ihrem Tier ausgedehnte Wald- und Heidespaziergänge. Dabei entfernte sie auch bei sich mehrfach Zecken. Im Juni 1998 hatte sie 2 Zeckenstiche in der rechten Achselhöhle. Sechs Wochen danach traten Schwindel, Herzschmerzen und eine Kraftlosigkeit im rechten Arm auf. Daraufhin erhielt sie 14 Tage lang Antibiotika, an deren Namen und Dosierung sie sich nicht erinnerte. Danach sei es ihr wesentlich besser gegangen. Jetzt klagt sie über Schmerzen im rechten Sprunggelenk, im rechten Kniegelenk und im rechten Ohr.

Diagnose und Kommentar: Herz-Borreliose und Schultergelenk-Borreliose rechts. Der Fall zeigt, dass ein Zusammenhang zwischen dem Punkt des Zeckenstichs und dem Ort des Auftretens verschiedener Symptome am Körper zu bestehen scheint – schließlich ist die gleiche Körperhälfte betroffen.

Wenig bekannte Verläufe – 4 Krankengeschichten

Patient, 48 Jahre

Im April 1993 bemerkte der Mann nach einer Wanderung einen Zeckenstich, wonach er in einem Abstand von 8 Tagen zweimal ein Depot-Penicillin, das mehrere Tage wirkt, intramuskulär injiziert bekam.

Wanderröte schon 1 Tag nach dem Zeckenstich

Schon einen Tag nach dem Stich entwickelte sich eine Wanderröte, die nach einer weiteren Depot-Penicillin-Gabe langsam zurückging. Nach Jahren relativen Wohlbefindens kam der Patient im Januar 1997 wegen allgemeiner Körperschwäche in die Sprechstunde. Er hatte eine starke Schweißneigung, Knochen- und Gelenkschmerzen und eine allgemeine (generalisierte) Lymphknotenschwellung. Der Patient reagierte allergisch auf Doxycyclin, Amoxicillin, Erythromycin, Ceftriaxon und Mistelpräparate. Weil keine Therapie ansprach, wurde er zum Internisten überwiesen. Hier wurde die Diagnose chronisch-lymphatische Leukämie, eine Form des Blutkrebses, gestellt. Die Blutuntersuchung im Oktober 1998 zeigte hohe Borrelien-Antikörpertiter.

Der Patient hat sich konsequent für eine komplementärmedizinische Therapie entschieden. Weil die Rechtslage die Verweigerung der schulmedizinischen Tumor- bzw. Blutkrebstherapie einschließt, akzeptierte der Rententräger diese Entscheidung, und der Patient wurde berentet. Bis heute ist es gelungen, den Allgemeinzustand von 1998 zu halten. Während der Konsultationen klagt der Patient immer wieder über wandernde Beschwerden, die anfallsweise auftreten.

Leukämie!

Diagnose und Kommentar: Erythema migrans und borrelieninduzierte chronisch-lymphatische Leukämie. Es ist nicht auszuschließen, dass bei dem Patienten eine chronische Borreliose zur Leukämie führte. Die vielfache Allergie macht die Therapie in diesem Fall besonders schwierig.

Patient, 62 Jahre

Der Patient wurde im Mai 1966 am Rande des Greifswalder Boddens als Urlauber von einer Zecke in den Schritt gestochen. Im Juli 1966 entwickelte sich dann im Bereich zwischen After und rechter Leistengegend ein stark nässendes, akutes Ekzem, das in einer Hautklinik stationär mit Sitzbädern und Salben sowie mit Diät behandelt wurde. Die Heilung gelang nicht vollständig, so dass das Ekzem etwa 4 Wochen nach der Ersterkrankung zurückkehrte und zu einer Erkrankung des gesamten Hodensackes führte. In diesem Stadium setzte man Antibiotika ein, die jedoch zu einer Allergie und einer weiteren Verschlechterung des Krankheitsbildes mit erheblicher Beeinträchtigung des Allgemeinbefindens führten. Der Patient verspürte zunehmend Glieder-, Kopf- und Nackenschmerzen und ein allgemeines Schwäche- und Krankheitsgefühl. Die ambulante Behandlung mit Zink-, Teer- und antibiotikahaltigen Salben und Pasten erfolgte 6 Wochen lang. Bis heute ist die Hautentzündung nicht vollständig abgeheilt. Etwa 2 Jahre danach bekam er Depressionen, die Anlass zu einer 8-wöchigen stationären Behandlung in der Nervenklinik waren. Dort bekam er Antidepressiva. Außerdem wurde eine Schlaftherapie durchgeführt. Leider führte all dies zu keiner wesentlichen Verbesserung. Die danach ambulant verordneten »psychiatrischen Medikamente« nahm er nicht mehr ein, weil sie ihn müde und leistungsunfähig machten. Später entdeckte der Patient eine erhöhte Schlaffheit der Bauchdecke, die heute noch besteht. Auch klagt er über ständige Blähungen, ein Völlegefühl im Oberbauch, rasche Ermüdbarkeit in körperlichen und seelischen Belastungssituationen sowie über eine abnorme Schweißneigung. Die Borrelien-Antikörpertiter, 1998 nach der Vorstellung in der Praxis erstmals bestimmt, waren positiv.

Noch immer hartnäckige Hautinfektion

Diagnose und Kommentar: Mikrobiell infiziertes Erythema migrans, akute Borrelien-Depression und Bauchwandlähmung (Zustand nach akuter Bauchspeicheldrüsen-Borreliose) sowie Müdigkeitssyndrom nach Infektion. Das nässende Ekzem, die anschließende Depression, die Bauchspeicheldrüsenerkrankung und die Bauchwandveränderungen konnten damals noch nicht als von Borrelien verursacht diagnostiziert werden, denn der Erreger wurde erst 1981 entdeckt. Bei dem Patienten linderte eine Borreliose-Behandlung nach Stadium III die Symptome.

Patientin, 57 Jahre
Im März 1996 wurde die Patientin von einer Zecke an der Brust gestochen. Die nach 6 Tagen aufgetretene Wanderröte zog über beide Brüste und hielt etwa 3 Wochen an. Dabei hatte die Patientin ein leichtes allgemeines Krankheitsgefühl. Von ärztlicher Seite erhielt sie 14 Tage lang ein Antibiotikum. Nach einem halben Jahr entwickelte sich im Drüsenkörper der rechten Brust ein gering schmerzhafter, kastaniengroßer Knoten, der als krebsverdächtig angesehen und deshalb mammographisch untersucht wurde. Allerdings bestätigte die Mammographie den Verdacht auf Brustdrüsenkrebs nicht. Auch die auf einen Tumor hinweisenden Blutwerte (Tumormarker) waren nicht verdächtig. Die Untersuchungen sind dann mehrfach wiederholt worden. Das Ergebnis blieb jedoch immer gleich, was die Frau seelisch und körperlich sehr belastete.

Erhebliche körperliche und seelische Belastung

Da nach der Wanderröte und Antibiotikagabe keine Bestimmung der Antikörpertiter erfolgte, wurde dies in der Dresdner Praxis vorgenommen – mit positivem Ergebnis. Während der Behandlung nach einem Antibiotika-Schema und nachfolgender Ceftriaxon-Infusionskur verspürte die Patientin »Größenveränderungen im Tumor«, zeitweise geringere Schmerzen und einen Spannungsverlust in diesem Bereich. Etwa 8 Wochen nach Beendigung der Therapie erschien sie mit den vorherigen Beschwerden wieder in der Sprechstunde.

Diagnose und Kommentar: Borrelien-Mastitis, d. h. borrelienbedingte Entzündung der Brust. Solche Fälle und deren schwere Therapierbarkeit sind in der Literatur vereinzelt beschrieben worden. Die Patientinnen empfinden diese diagnostische Unsicherheit und die ständigen Nachkontrollen als sehr belastend und wechseln daher oft den Arzt.

Patientin, 35 Jahre
Die junge Frau aus Gotha erkrankte im März 1995 nach einem Kurzurlaub im Oktober 1994 in der Dübener Heide an einem Kopfschmerz-Syndrom, wobei die Schmerzen in beide Ohren und in beide seitlichen Halsbereiche ausstrahlten. Acht Tage nach dem Urlaub habe sie »ein schwarzes Etwas« mit rotem Rand im Bereich der rechten Brustwarze gesehen. Ihr Ehemann entfernte den schwarzen Fremdkörper mit der Pinzette. Der rote Fleck von der Größe eines Fünfmarkstücks habe dann nach 3 Wochen wie eine Apfelsinenschale ausgesehen und nach 5 Wochen eine bläuliche Färbung an-

Es begann mit einem roten Fleck ...

genommen. Dann sei er abgeheilt und sie habe die Entzündung vergessen. Im Juni 1995 wurde wegen der zunehmenden Kopfschmerzen eine Ganzkörperszintigraphie durchgeführt. Das ist eine Untersuchung mit Hilfe von Radionukliden, deren Strahlungsintensität im Körper gemessen wird und Hinweise auf krankhafte Prozesse gibt. Dabei stellte man Entzündungen in Bereichen des knöchernen Schädels sowie in beiden Sprung- und Kniegelenken fest, die als vorzeitige Alterung in diesen Körperteilen gedeutet wurden. Die Patientin erhielt Schmerztabletten, die jedoch keine Wirkung zeigten. Im Dezember 1995 wurde sie deshalb zur stationären Diagnostik und Therapie in eine Schmerzklinik eingewiesen. Im Aufnahmebefund wurde unter anderem dokumentiert: Stirn-, Ohr-, Kieferwinkel-, Wangen-, Nasenflügel-, Kinn- und Halsmuskelschmerzen, Augenflimmern, Doppelbildersehen, kurzzeitige Übelkeiten, Gliederschmerzen, Konzentrationsstörungen und diffuse Ohrgeräusche. Da sich die Beschwerden als zu hartnäckig erwiesen, brachte der 6-wöchige Klinikaufenthalt nur eine leichte Besserung. Im Oktober 1996 wurde die Patientin wegen ständig zunehmender Schmerzen in ein neurologisches Klinikum eingewiesen – es kamen nun auch noch Empfindlichkeitsstörungen, Schmerzen in den Beinen und Gangstörungen hinzu. Die Diagnostik, bei der man die junge Frau auch auf multiple Sklerose untersuchte, ergab keine krankhaften Befunde. Während der stationären und ambulanten Untersuchungen wurde immer auch an eine Borreliose gedacht, jedoch waren alle Titerbestimmungen negativ. Wegen der beträchtlichen Minderung ihrer Sehleistung ist die Patientin jetzt für ihren Bildschirmarbeitsplatz nicht mehr tauglich und bekommt eine Umschulung.

... und ergab eine schwere Symptomatik

Diagnose und Kommentar: Erythema migrans im Brustbereich, chronische Neuroborreliose, Gelenk-Borreliose, durch Borrelien verursachte Entzündung des Sehnervs und der Sehrinde, seronegativer Verlauf der Borreliose. Bezeichnend ist, dass nicht wenige Patienten ihre Zeckenstiche und die kurzen Hauterkrankungen vergessen, vor allem, wenn eine mehr oder weniger lange Zeit ohne Symptome dazwischen liegt. Die radiologisch beobachteten Veränderungen am Skelettsystem sind typisch für ein Borrelienplasmozytom (Knochendefekte durch wuchernde Plasmazellvermehrung im Knochenmark) der Stadien II und III. Eine Therapie nach Stadium III verspricht gewisse Heilungschancen.

Knochendefekte

Die Frühsommer-Meningo-enzephalitis (FSME)

Neben der Borreliose gibt es weitere durch Zecken hervorgerufene Krankheiten, von denen die Frühsommer-Meningoenzephalitis (FSME) wohl die gefährlichste ist.

Erreger und Übertragung

Auch die FSME, weltweit als »Tick-borne Encephalitis« (TBE) bekannt, wird durch einen Zeckenstich auf den Menschen übertragen. Ihre besondere Tücke besteht darin, dass es im Falle eines Ausbruchs der Krankheit bis heute keine wirksamen Medikamente für eine Therapie gibt, daher kann die vorbeugende Impfung nach dem bewährten Impfschema lebensrettend sein!

> **Merke!** Ist die FSME erst einmal ausgebrochen, gibt es keine wirksamen Medikamente für eine Therapie. Die vorbeugende Impfung nach dem bewährten Schema kann daher Leben retten.

In Europa wurde die FSME erstmals 1931 erwähnt. Die Krankheit trat regelmäßig im Frühjahr und Frühsommer im waldreichen Gebiet der Region Neunkirchen südlich von Wien auf. Mitte der 30er Jahre dokumentierte man erste Fälle aus dem östlichen Russland und seit 1948 ist auch der Erreger bekannt. In den letzten Jahren wurden in Europa jährlich mehrere tausend Erkrankungen diagnostiziert, viel mehr, als man je zu glauben wagte.

Mehrere tausend Erkrankungen im Jahr

Es ist erwiesen, dass Zecken die FSME bei ihrer Blutmahlzeit an kleinen Wirbeltieren wie der Rötelmaus, Waldmaus, Spitzmaus, Gelbhalsmaus oder dem Igel aufnehmen. Die Tiere sind mit den Zecken durch einen ewigen Kreislauf verbunden, denn in Haut und Blut unbelasteter Waldnager gelangt der Erreger wiederum

durch FSME-verseuchte Zecken. In einem mit FSME durchseuchten Landstrich muss es immer zwei Partner geben:
- Unmengen von Zecken und
- Unmengen kleiner Wirbeltiere, die sich wie die Mäuse sehr schnell fortpflanzen.

Während die Zecken ihr Leben lang Infektionsträger von FSME bleiben und FSME sogar über die Eier an ihre Nachkommen übertragen, werden Kleinwirbeltiere vermutlich nach wenigen Tagen gegen FSME immun und können keine weiteren Zecken damit infizieren. Untersuchungen haben gezeigt, dass FSME-Infektionsherde in Europa trotz dieser Rahmenbedingungen stabil bleiben und kaum ausrottbar sind. Ob sie sich darüber hinaus ständig vergrößern, muss noch untersucht werden.

Im Gegensatz zu den Erregern der Borreliose, bei denen es sich ja um Bakterien handelt, sind die Erreger der von Laien oft als Zecken-Hirnhautentzündung bezeichneten FSME Viren (Abb. 15), genauer gesagt, Flaviviren. Diese Familie eng verwandter Viren leitet ihren Namen vom bekannten Gelbfieber-Virus (lat. flavis – gelb) ab. Alle Flaviviren haben eines gemeinsam: Sie rufen entzündliche Erkrankungen hervor, die das Zentralnervensystem, d. h. Gehirn und Rückenmark, und das periphere Nervensystem, also

Keine Bakterien, sondern Viren als Erreger

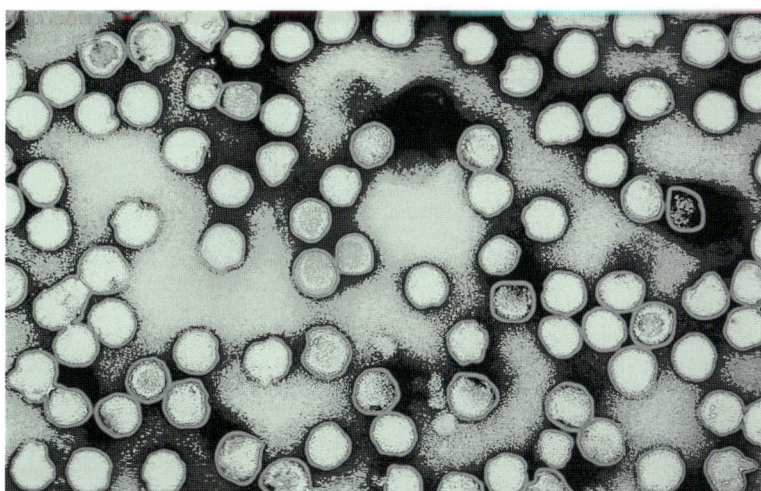

Abb. 15   FSME-Virus (Foto: F. M. Heinz/Baxter)

die vom Gehirn und vom Rückenmark abgehenden Nerven, angreifen.

Von Viren ist bekannt, dass sie wesentlich kleiner als Bakterien sind und außerordentlich aggressiv vorgehen. Für ihre Vermehrung benötigen sie lebende Zellen. Wenn ein Virus eine Zelle infiziert hat, zwingt er sie, seinen Gesetzen zu gehorchen und neue Viren seiner Art zu produzieren. Aids, Gehirnhautentzündung, Gelbsucht, Gürtelrose, Tollwut, Blattern, auch typische Kinderkrankheiten wie Mumps, Masern, Windpocken und Röteln oder die Grippe werden durch Viren hervorgerufen. In der Regel sind Viruskrankheiten durch Chemotherapeutika und Antibiotika nicht heilbar, sondern nur deren bakterielle Begleitsymptome.

Chemotherapeutika wirken nur gegen bakterielle Begleitsymptome

Die Medizin fand auch heraus, dass manche Viruskrankheiten nach einmaliger Erkrankung einen Schutz (Immunität) hinterlassen und die zweite Erkrankung milder oder völlig ohne Symptome verläuft. Dieses Phänomen der Immunisierung wird seit langem bei vorbeugenden Impfungen genutzt. So gibt es Impfungen gegen Grippe, Pocken, Kinderlähmung etc., die an die Stelle der ersten Erkrankung treten und den Menschen vor weiteren Infektionen mit dem entsprechenden Virus schützen.

Dieses Prinzip wendet man auch gegen das FSME-Virus an und bietet damit für gewisse Zeit einen hochwirksamen Schutz.

Im Gegensatz zum Borreliose-Bakterium wird das FSME-Virus sofort beim Zeckenstich auf den Menschen übertragen, denn es befindet sich im Speichel der Zecke, jener Flüssigkeit, die die gestochene Hautregion schmerzunempfindlich macht. Weil die Zecke hier wie ein Narkosearzt mit örtlicher Betäubung vorgeht, wird ihr Treiben fast immer viel zu spät oder überhaupt nicht bemerkt. Ganz gleich, wie schnell Sie reagieren: Ist die Zecke Träger von FSME-Viren, sind Sie infiziert!

Auch Rohmilch kann infektiös sein

Es soll nicht unerwähnt bleiben, dass eine weitere Übertragungsmöglichkeit der FSME durch den Genuss roher, unbehandelter Ziegen-, Kuh- und Schafmilch aus Osteuropa bekannt ist. Vor allem in der Slowakischen Republik gab es kleinere FSME-Epidemien durch den Verzehr roher Ziegenmilch.

Verbreitungsgebiete

Mit dem FSME-Virus infizierte Zecken sind über ganz Europa verbreitet und wurden sogar noch in Mittelgebirgsregionen bis 1000 Meter Höhe über dem Meeresspiegel gefunden (Abb. 16). In ausgewiesenen Endemiegebieten sind etwa 0,1–5 Prozent der Zecken mit dem Erreger befallen.

Ein hohes Erkrankungsrisiko für die nach dem deutschen Bundes-Seuchengesetz meldepflichtige FSME besteht nach Informationen des Robert-Koch-Instituts in Deutschland insbesondere in:
- Bayern: südlicher Bayerischer Wald, Niederbayern entlang der Donau ab Regensburg (besonders in der Region Passau) sowie entlang der Flüsse Paar, Isar (ab Landshut), Rott, Inn, Vils und Altmühl.
- Baden-Württemberg: gesamter Schwarzwald (Gebiet zwischen Pforzheim, Offenburg, Freiburg, Villingen, Tübingen und Sindelfingen), Gebiete entlang der Flüsse Enz, Nagold und Neckar sowie entlang des Oberrheins, oberhalb von Kehl bis zum westlichen Bodensee (Konstanz, Singen und Stockach).
- Hessen: Odenwald.

Seit Anfang der 90er Jahre werden in Bayern jährlich im Durchschnitt mehr als 40 und in Baden-Württemberg zwischen 100 und 240 klinische Fälle von FSME registriert. In besonders virusaktiven Arealen – so zeigten Untersuchungen in diesen Bundesländern an 2320 Zecken vom Mai 1997 – kann bereits jeder zehnte Stich durch eine erwachsene Zecke infektiös sein! Naturherde liegen ferner in:
- Nordbayern,
- Rheinland-Pfalz und im
- Saargebiet.

Weitere Naturherde

Auch im Bereich der neuen Bundesländer gibt es mehrere Naturherde für FSME, und zwar in:
- Brandenburg,
- Mecklenburg-Vorpommern,
- Sachsen und
- Thüringen.

Hier wurden auch vereinzelt Erkrankungsfälle festgestellt.

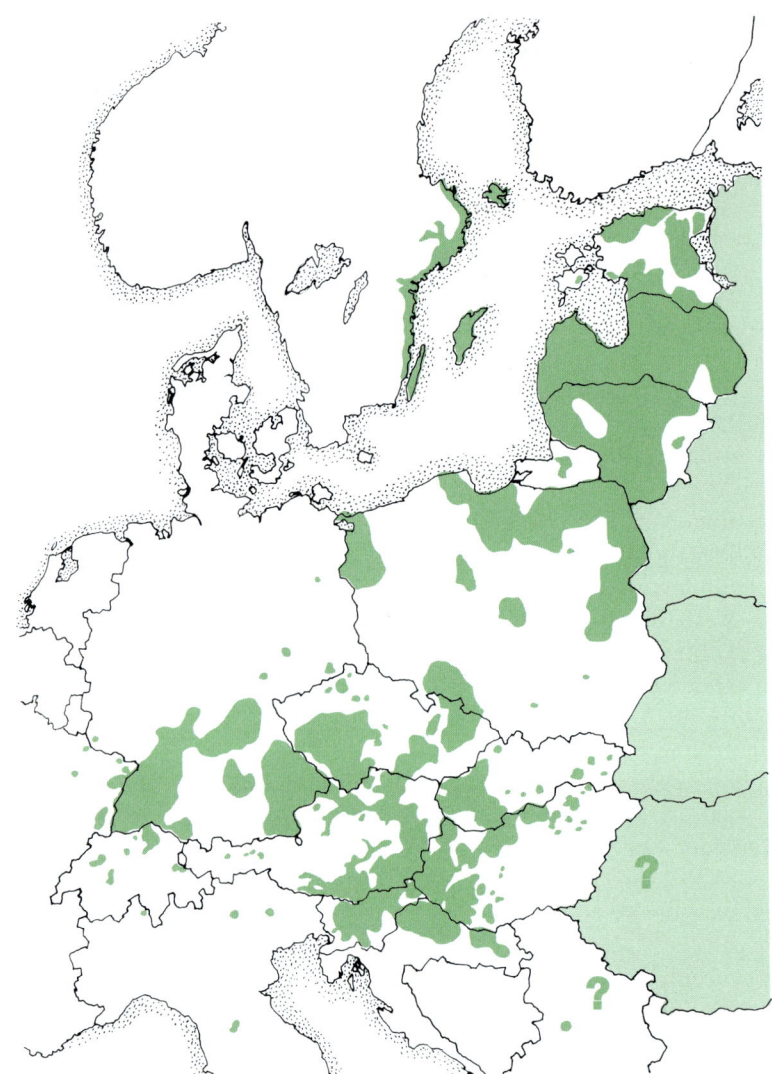

Abb. 16 FSME-Herde in Europa, Stand: Jan. 2000. In den dunkler gefärbten Gebieten sind in den vergangenen Jahren FSME-Erkrankungen aufgetreten und dokumentiert worden. In den heller gefärbten Gebieten ist mit FSME-Erkrankungen zu rechnen; eine genaue Dokumentation der einzelnen Erkrankungen liegt nicht vor. Grundlage für die Karte ist die Erhebung der Infektionsorte dokumentierter FSME-Erkrankungen nach Angaben aus den einzelnen Ländern und der Weltgesundheitsorganisation (WHO).

Als FSME-Naturherd wird eine Regionen bezeichnet, wo FSME-Viren in Zecken, Kleinsäugern oder anderen Tieren nachgewiesen werden konnten und Antikörperbefunde bei Kleinsäugern oder anderen Tieren sowie gesicherte Antikörperbefunde oder FSME-Erkrankungen beim Menschen nachweisbar sind.
Naturherde sind deshalb auch:
- Hiddensee und Usedom,
- das Flussgebiet der Ücker,
- die Märkische Schweiz und Schorfheide,
- die Umgebung von Dresden, Schleiz und Jena,
- der Inselsberg,
- Waltershausen und
- Eisenach.

Mehrere dieser Herde, die seit den 60er Jahren beobachtet werden, scheinen in ihrer Aktivität vorübergehend zu ruhen, jedoch konnte 1992 in Zecken aus dem Usedomer Gebiet (Mecklenburg-Vorpommern) und aus der Märkischen Schweiz (Brandenburg) der FSME-Virus nachgewiesen werden. *Ruhende Naturherde*

Eine 1993 vorgestellte Studie mit 421 beruflich besonders exponierten Personen aus Ostthüringen zeigte, dass bei 394 (93,6 Prozent) von ihnen FSME-Titer im Blut nachweisbar waren. Besonders eine Gruppe von ABM-Kräften, die in den Parkanlagen von Weimar eingesetzt waren, sowie Forstangehörige zeigten hohe Titer Werte.

Das Risiko, in verschiedenen Ländern Europas an FSME zu erkranken, lässt sich noch nicht in konkrete Zahlen fassen. Grob gesagt, ist die FSME in einem Gebiet verbreitet, das im Westen mit Elsass-Lothringen in Frankreich beginnt und bis in den Fernen Osten reicht. Nach den Empfehlungen des Robert-Koch-Instituts gelten folgende Regionen Europas als Risikogebiete: *Europäische Risikogebiete*
- Albanien: landesweit.
- Bosnien: nördliche Landesteile.
- Bulgarien: Daten fehlen.
- Estland: landesweit, insbesondere die Regionen Tallinn und Tartu.
- Finnland: im Südwesten um Turku und auf den Ostsee-Inseln.
- Frankreich: Elsass (Rheinebene, Grenzgebiet zu Baden).
- Griechenland: Naturherd im Nordosten bei Thessaloniki.
- GUS-Staaten: Russland landesweit; Endemiegebiete in Weiß-

russland, Moldawien und in der Ukraine. Aus den übrigen Staaten liegen keine Daten vor.
- Italien: zwei Naturherde im Norden in der Umgebung von Florenz und Trient.
- Kroatien: nördliche Landesteile.
- Lettland: landesweit; höchstes Infektionsrisiko in Europa.
- Litauen: landesweit.
- Norwegen: in den küstennahen Gebieten des Südwestens.
- Österreich: ganz besonders die Flussniederungen entlang der Donau, besonders in Niederösterreich sowie in Teilen von Kärnten, der Steiermark und des Burgenlandes, hohes Infektionsrisiko auch in anderen Bundesländern bis 1000 Meter.
- Polen: hauptsächlich im Nordosten (Bialystok, Olsztyn, Suwalki) sowie im Süden westlich von Krakau, Infektionen aber auch in anderen Landesteilen möglich.
- Schweden: Südostküste, westlich von Stockholm, Ostsee-Inseln.
- Schweiz: vorwiegend im Norden (Kantone Bern, Zürich, Schaffhausen), herdförmig in Niederungen bis 1000 Meter, besonders am Bodensee und im Rheintal.
- Serbien: westlich von Belgrad.
- Slowakische Republik: landesweit bis 600 Meter, hauptsächlich im Südwesten, Gegend um Bratislava.
- Slowenien: nördliche Landesteile.
- Tschechische Republik: hauptsächlich in den Flussniederungen um Prag.
- Ungarn: Norden, Plattensee und Landesteile westlich der Donau.

Übertragung durch Milch   In Albanien, Lettland, Litauen, Polen und der Slowakei kann die Übertragung auch durch Kuh-, Schafs- oder Ziegenmilch erfolgen.

In Großbritannien, auf der Iberischen Halbinsel und in den Benelux-Ländern kommt die FSME wahrscheinlich nicht endemisch vor.

Erkrankungsverlauf

Der Zeckenstich in einem Endemiegebiet muss nicht zwangsläufig zu einer FSME-Erkrankung führen. Über 70 Prozent der Betroffenen bleiben fast völlig beschwerdefrei.

Nur etwa jeder vierte Infizierte zeigt nach 7–14 Tagen erste klinische Symptome, die sich in einer »Sommergrippe« äußern. Denn diese Stufe ist einer Erkältungskrankheit ähnlich. Leichtes Fieber um 38 °C tritt meist gemeinsam mit Kopf-, Hals-, Glieder- und Muskelschmerzen sowie Abgeschlagenheit auf. Es kann auch mit Bauchschmerzen, Übelkeit, Durchfall oder Erbrechen kombiniert sein. Selten klagen Patienten über ein Druckgefühl im Auge. Der fieberhafte Infekt wird durch die Vermehrung der FSME-Viren im Blut ausgelöst, kann aber auch Vorbote einer viel ernsteren Erkrankung sein.

Erste Phase: Symptome wie bei einer »Sommergrippe«

Schon nach wenigen Tagen klingen die Krankheitszeichen ab, fühlen sich die Patienten sichtbar besser. Ist die Ursache dieser »Sommergrippe« unklar oder unterschätzt man die Gefährlichkeit eines Zeckenstichs, wird häufig nicht einmal der Hausarzt konsultiert. Erhält dieser jedoch vom Patienten keinen Hinweis auf einen

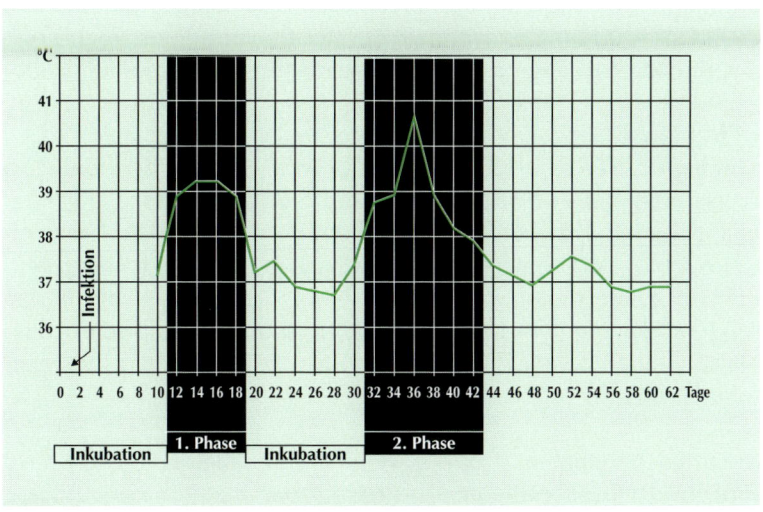

Abb. 17 Typische Temperaturverlaufskurve bei einer FSME-Erkrankung (Foto: Baxter)

Zeckenstich oder den Besuch eines ausgewiesenen FSME-Gebietes, gibt's wenig Hoffnung, eine Zeckenerkrankung zu erkennen. Bei den meisten Patienten bleibt es bei dieser »Sommergrippe«.

Gelingt es dem Virus jedoch, in Hirnhäute, Gehirn und Rückenmark einzudringen, beginnt nach wenigen Tagen ohne Symptome eine zweite, heftigere Phase, die schwerste Komplikationen hervorrufen kann.

Ab 40 Jahren sterben 1–5 % der FSME-Patienten

Die Erfahrung zeigt, dass die FSME mit zunehmendem Lebensalter, insbesondere ab 40, schwieriger verläuft – 1–5 Prozent der FSME-Patienten sterben.

Zweite Phase mit schwersten Komplikationen

Die zweite Phase der FSME beginnt in der Regel mit solch starken Kopfschmerzen und plötzlichem Fieber über 39 Grad, dass der Leidensdruck die Patienten rasch zum Arzt führt oder der Notarzt gerufen wird. Meist wird dann unverzüglich die klinische Behandlung eingeleitet.

In den großen Kliniken in den FSME-Endemiegebieten Baden-Württembergs, Bayerns und Hessens wurden durch Umfragen 1995 bis 1998 zwischen 106 und 223 Erkrankungsfälle pro Jahr ermittelt.

Der Verlauf dieser Zeckenerkrankung hängt davon ab, in welche Hirn- und Nervenregionen der FSME-Virus vorgedrungen ist, d. h. ob nur die Hirnhäute (isolierte Meningitis), die Hirnhäute und das Gehirn (Meningoenzephalitis) oder neben beiden auch noch das Rückenmark (Meningoenzephalomyelitis bzw. -radikulitis) betroffen sind.

Meningitis. Die in fast 50 Prozent der Fälle eintretende Meningitis ist fast immer von heftigen Kopf- und Nackenschmerzen, Mattigkeit, Schwindel, Erbrechen und hohem Fieber bis zu 40 °C begleitet. Auch Druckschmerz in der Magengegend und Lichtempfindlichkeit werden beobachtet. Nach 5–14 Tagen erfolgt die Besserung, indem zuerst Fieber und Übelkeit, später die Kopfschmerzen verschwinden. Man geht davon aus, dass die Meningitis ohne Spätfolgen ausheilt.

Ausheilung ohne Spätfolgen

Meningoenzephalitis. Bei der Meningoenzephalitis, die etwa 40 Prozent der FSME-Patienten in Phase II betrifft, ist die Erkrankung schwerwiegender. Neben den bereits genannten Symptomen kann das Bewusstsein bis zur Bewusstlosigkeit eingetrübt sein. Zu einer inneren Unruhe, Doppeltsehen und extremer Schläfrigkeit kommen Lese- und Sprachstörungen, eine Kopfhebeschwäche sowie Lähmungen hinzu, die in vielen Fällen die Gesichtsnerven, aber auch die Funktion von Armen und Beinen beeinflussen. Die Koordination der Bewegungen kann so gestört sein, dass ein Verlassen des Bettes unmöglich wird.

Wegen der bis zu Halluzinationen reichenden Verwirrtheit kam es bei FSME-Patienten schon zu fälschlichen Einlieferungen in psychiatrische Kliniken.

Die erhebliche Beeinträchtigung macht eine mehrwöchige stationäre, in verschiedenen Fällen auch intensivmedizinische Betreuung erforderlich. Psychische Auffälligkeiten und Lähmungen verbleiben in bis zu 20 Prozent der Fälle. Neben Müdigkeit und Schlafstörungen klagen einzelne Betroffene später auch über Depressionen.

Stationäre Behandlung erforderlich

Meningoenzephalomyelitis bzw. -radikulitis. Bei rund jedem zehnten Fall ist die schwerste Form, die Meningoenzephalomyelitis bzw. -radikulitis, vorherrschend. Dabei treten zusätzlich noch Blasen-Mastdarm-Störungen sowie Lähmungen der Nacken-, Schultergürtel- und Atmungsmuskulatur auf. Nach längerer stationärer und intensivmedizinischer Betreuung und klinischen Nachbehandlungen bleiben bei einem Großteil der Patienten Schäden wie Störungen des Gedächtnisses, verminderte Denk- und Merkfähigkeit sowie Lähmungen zurück.

FSME-Nachweis

Im Krankenhaus lassen die Ärzte unter anderem die bei der Infektion aus verschiedenen Gründen erhöhten weißen Blutkörperchen im Blut und in der Gehirn-Rückenmark-Flüssigkeit (Liquor) untersuchen. Letztere wird durch Punktion des Rückenmarkkanals gewonnen – eine Prozedur, die sich schlimmer anhört, als sie ist. Die auch Kreuzstich oder Lumbalpunktion genannte Entnahme von Flüssigkeit aus dem Liquorraum im Lendenwirbelbereich ist durch neue Punktionsnadeln heute nahezu schmerzfrei und wird auch beim Borrelien-Nachweis angewandt.

Lumbalpunktion

Die Ergebnisse der Laboruntersuchung lassen Rückschlüsse auf eine Infektion des Zentralnervensystems zu. Der exakte Nachweis, dass gerade FSME-Viren den Körper attackieren, gelingt bei allen drei Krankheitsformen der Phase II jedoch nur auf indirektem Weg – durch sogenannte Antikörper! Diese Antikörper sind Schutzstoffe, die der menschliche Organismus zur Abwehr der FSME-Viren bildet. Sie sollen die Viren unschädlich machen. Heute weiß man: Je schneller der Körper solche Antikörper bildet, um so besser kann er die Ausbreitung der tückischen Viren verhindern. Wer einmal eine FSME-Infektion hatte, bei dem sind bestimmte Antikörper über einen langen Zeitraum, unter Umständen ein Leben lang, im Blut nachweisbar. Die Wissenschaft gab ihnen die Bezeichnung IgG-Antikörper oder Immunglobulin G (IgG), weil es die Immunität gegenüber dem Virus zeigt. Ein anderer Antikörper – das Immunglobulin M (IgM) – hat für die Diagnose ganz besondere Bedeutung. Es ist nur im akuten Stadium der FSME-Infektion, d. h. im ersten bis sechsten Monat, nachweisbar und zeigt dem Arzt, dass der Patient frisch infiziert wurde.

IgG- und IgM-Antikörper

Behandlung

Seit Jahren ist die medizinische Forschung auf der Suche nach geeigneten Therapiemöglichkeiten. Doch Medikamente, die bei anderen Virusinfektionen anwendbar sind, zeigen bei FSME keine oder zumindest keine durch Studien kontrollierte Wirkung.

Solange kein serologischer Nachweis über die FSME-Infektion aus dem Labor vorliegt, wird der Arzt eine bakterielle Meningitis nicht ausschließen und die Behandlung mit Antibiotika einleiten.

Bei erwiesener FSME-Infektion ist jedoch nur eine Behandlung einzelner Symptome möglich. Hohes Fieber gekoppelt mit Schläfrigkeit macht eine Flüssigkeitszufuhr durch Infusionen notwendig. Daneben werden meist starke Schmerzmittel verabreicht. Zur Verhinderung von Gerinnseln in den Blutgefäßen (Thrombosen) setzt man Medikamente ein, die der Blutgerinnung entgegenwirken. Bei Anfällen kommen krampflösende Mittel in Betracht.

Bei erwiesener FSME nur symptomatische Behandlung möglich

Der FSME-Impfstoff und sein Erfinder

Fehlende Behandlungsmöglichkeiten einer bereits ausgebrochenen Krankheit machen die Immunisierung durch vorbeugende FSME-Impfung heute zur wichtigsten Waffe im Kampf gegen FSME-Viren. Allen Bewohnern von FSME-Endemiegebieten ist die Impfung zu empfehlen, und zwar:

- besonders betroffenen Berufsgruppen (Jäger, Winzer, Waldarbeiter, Bauern, Forststudenten, Soldaten, Angestellte im Gartenbau),
- Naturfreunden (Camper, Schrebergärtner, Pilz- und Beerensammler) und
- Sportlern, die im Wald joggen.

Wer sollte geimpft werden?

Wichtig ist diese vorbeugende Immunisierung auch für Millionen Reisende in die schönsten Urlaubsregionen Europas, die häufig FSME-Endemiegebiete sind.

Der Impfstoff wurde in Österreich entwickelt, wo jedes Jahr Hunderte Menschen mit FSME ins Krankenhaus eingeliefert wurden und Dutzende an der Virusinfektion starben.

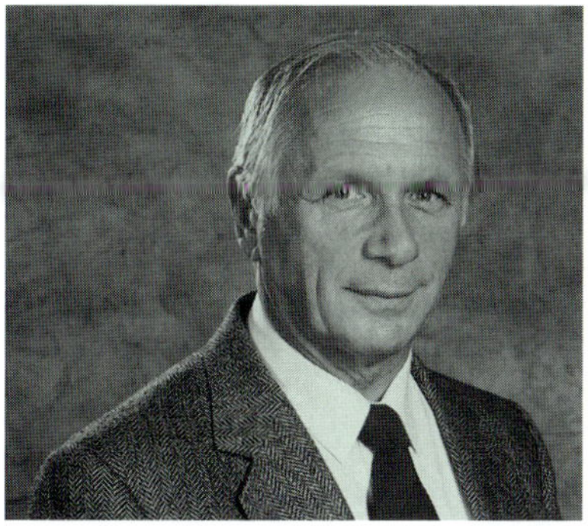

Seit 1957 beschäftigte sich der in Linz gebürtige Professor Dr. med. em. Christian Kunz (Jg. 1927; Abb. 18) mit der Zeckenkrankheit. Der heute im Ruhestand lebende Dozent für Virologie an der Universität Wien hatte in Innsbruck und Wien Medizin studiert, war 1955 ins Hygiene-Institut der Universität Wien eingetreten und forschte zunächst auf dem Gebiet der Pilzerkrankungen des Menschen. Nach einem Stipendium der Rockefeller-Stiftung in New York von 1961 bis 1962 habilitierte er sich mit einem virologischen Thema. Mit der Errichtung des Instituts für Virologie an der Medizinischen Fakultät der Universität Wien wurde er zum Ordinarius er-

Abb. 18 Der Erfinder des FSME-Impfstoffs, Prof. Dr. med. em. Christian Kunz aus Wien (Foto: Privatarchiv Kunz)

Infizierte Labor-mitarbeiter

nannt und zum Institutsvorstand bestellt. Schon vorher musste Kunz erleben, wie sich Labormitarbeiter mehrfach bei Experimenten mit FSME infizierten und Berufsverbände der Bauern und Forstarbeiter einen wirksamen Impfschutz gegen die Zeckeninfektion forderten.

Im Jahre 1971 konnte Kunz bei Zecken in einem Waldstück 30 Kilometer südlich von Wien einen Virusstamm isolieren, den Virus vermehren, abtöten und mit Unterstützung eines britischen Instituts 1973 auf eigene Faust und Gefahr den ersten Impfstoff gewinnen. Nach erfolgreichem Selbstversuch, Erprobung bei Mitarbeitern und Familienangehörigen begannen die ersten Impfungen in Niederösterreich und der Steiermark.

Doch kein Pharmaunternehmen wollte das geschäftliche Risiko der Produktion und Neueinführung eines FSME-Impfstoffes übernehmen. Der Professor stand kurz davor, eine eigene Firma zu gründen, da ließ sich der Vorstand der deutschen »Immuno GmbH« Heidelberg (heute Baxter-Immuno, Heidelberg) durch einen Vortrag des Wiener Mediziners von der Impfstoffherstellung überzeugen. Im Jahre 1976 war der erste industriell gefertigte FSME-Impfstoff auf dem Markt.

Erster industrieller Impfstoff 1976

Seither sank die Zahl der in Kliniken eingelieferten FSME-Patienten in Österreich rapide. Waren es 1972 noch 700 Erkrankungen mit 12 Toten, wurden in den 90er Jahren nur etwa 100 Fälle registriert. Heute ist jeder zweite Österreicher gegen FSME immunisiert.

Bei dem im Laufe der Jahre immer wieder verbesserten Impfstoff, der europaweit Verbreitung gefunden hat und praktisch frei von Nebenwirkungen ist, handelt es sich um einen Totimpfstoff, der nach dem Prinzip der aktiven Immunisierung wirkt, d. h. den Organismus zur Bildung von Antikörpern anregt.

Impfstoff-produktion

Bei der Impfstoffproduktion werden zuerst die FSME-Viren in den Embryonalzellen von Hühnereiern vermehrt. Nach komplizierten Reinigungsstufen tötet man dann die Viren ab und konserviert sie. Aus diesen völlig harmlosen, abgetöteten Viruspartikeln besteht der Impfstoff, der das Immunsystem des Menschen zur Bildung von schützenden Antikörpern gegen FSME-Viren anregt. Der Geimpfte erkrankt in der Regel nicht und verfügt über Antikörper. Diese stehen wie »Polizisten« bereit, wenn ihn eine Zecke mit dem gefährlichen FSME-Erreger sticht.

Die drei Teilimpfungen

Die aktive Impfung als Prophylaxe ist mit einem von zwei Impfstoffen gleicher Zusammensetzung möglich:
- »FSME-Immun« von Baxter-Immuno oder
- »Encepur« von Chiron-Behring.

Um beispielsweise Impfblockaden, bei denen der Impfstoff nicht oder nur teilweise wirkt, auszuschließen, sollte man möglichst beim Impfstoff eines Herstellers bleiben.

Der Impfstoff wird vom Hausarzt in das Muskelgewebe, meist in den Oberarm, injiziert und kann zu allen Jahreszeiten angewandt werden. Wer für die Zeit der größten Zeckenaktivität gewappnet sein will, wird sie jedoch schon im Winter verlangen. Eine Altersbegrenzung gibt es nicht, allerdings sollten Säuglinge mit der Impfung nur belastet werden, wenn sie einer starken Infektionsgefahr ausgesetzt sind. Besonders Senioren ist die Impfung nahe zu legen. Selbst wer ohne Folgen schon viele Male von Zecken gestochen wurde, ist vor schwerster Erkrankung nicht gefeit, denn je nach Gebiet enthält etwa jede 20. bis 500. Zecke gefährliche Viren. Die über 20 Jahre millionenfach erprobte Impfung hat gezeigt, dass nach drei Teilimpfungen eine fast 100-prozentige Impfsicherheit besteht.

Keine Altersbegrenzung

Der Arzt injiziert beim ersten Besuch 0,5 Milliliter des Impfstoffs. Im Normalfall (Standardschema) erfolgt die zweite Impfung nach 14 Tagen bis 3 Monaten in gleicher Dosis. Als Erinnerungsimpfung für das Immunsystem hat sich eine dritte Impfung nach 9 bis 12 Monaten bewährt, bei der abermals 0,5 Milliliter verabreicht werden. Der damit erreichte Impfschutz hält mindestens 3 Jahre. Drei bis 5 Jahre nach der Erstimpfung wird eine Auffrischimpfung empfohlen, die den Körper wieder mehrere Jahre vor dem FSME-Virus schützt. Waldarbeiter, Pilzsammler oder Soldaten – also Personen, die sich oft im Wald aufhalten – sollten sich alle 3 Jahre die Auffrischimpfung holen. Andere Personen sollten dies alle 5 Jahre tun.

3 Jahre Impfschutz

Steht die Reise in ein FSME-Endemiegebiet unmittelbar bevor, kann nach einem Schnellschema bei dem Impfstoff »FSME-Immun« die erste Wiederholungsimpfung bereits im 14-Tage-Abstand erfolgen. Die Schutzrate beträgt dann immerhin schon 95 Prozent und erreicht durch die dritte Impfung nach 9–12 Monaten wiederum Langzeitwirkung.

Impfung per Schnellschema

Bei dem Präparat »Encepur« wird eine Schnellimmunisierung mit 4 Injektionen angeboten, wobei die zweite Injektion bereits nach 7 Tagen, die dritte nach 21 Tagen und die letzte nach 12–18 Monaten erfolgt.

Zu den Kosten. Die Reiseimpfungen für Inlandsreisen nach Bayern, Baden-Württemberg und Hessen tragen die Krankenkassen prinzipiell. Sie sollten sich allerdings vorher durch einen Anruf bei Ihrer Krankenkasse absichern. Für Urlaubsreisen ins Ausland müssen Sie die FSME-Impfung selbst bezahlen, bei Dienstreisen zahlt hingegen Ihr Arbeitgeber. Erholen Sie sich jedoch vor dem Auslandsurlaub z. B. 2 Wochen in Bayern, zahlt wieder die Krankenkasse.

Passive Immunisierung

Für den Fall, dass eine nicht vorbeugend geimpfte Person den Zeckenstich rechtzeitig bemerkt und der dringende Verdacht einer Infektion mit dem FSME-Virus besteht, kann vom ersten bis höchstens zum vierten Tag nach dem Zeckenstich im Krankenhaus eine passive Immunisierung mit FSME-Immunglobulin versucht werden.

Rasche Wirkung, kurzer Schutz

Dabei injiziert man vorgebildete Antikörper aus Spender-Plasma von Personen, die sich über eine Impfung oder eine durchgemachte Erkrankung bereits eine Immunität erworben haben. Der Vorteil liegt in der Schnelligkeit der Abwehrkräfte, die eingedrungene FSME-Viren sofort neutralisieren und unschädlich machen können. Der Schutz besteht aber nur kurzzeitig. Die Dosierung des Impfstoffs muss streng nach Körpergewicht erfolgen.

Das Risiko: Irrt sich der Patient im Zeitpunkt des Zeckenstichs oder sind mehr als 4 Tage vergangen und ist die Infektion bereits ausgebrochen, kann FSME-Immunglobulin die Viruserkrankung sogar verstärken!

Was übertragen Zecken noch?

Neben Lyme-Borreliose und FSME rückt seit kurzem eine neue, durch den Holzbock *Ixodes ricinus* übertragene Zeckeninfektion in den Blickpunkt des Interesses, deren Ausmaß für Mitteleuropa noch gar nicht absehbar ist – die Ehrlichiose!

Darüber hinaus stehen Zecken im Verdacht, mehrere Fleckfieberarten, Hasenpest, Babesiose und diverse andere, sehr seltene Viruserkrankungen auf den Menschen zu übertragen.

Ehrlichiose

Es handelt sich bei dem Erreger der Humanen granulozytären Ehrlichiose (HGE) um ein Bakterium der Familie Rickettsiaceae, Genus Ehrlichia mit verschiedenen Untergruppen. Es wurde zuerst bei Hunden festgestellt und spielt heute bei Nutztieren eine große Rolle. Seit den 80er Jahren sind auch fieberhafte Infektionen nach Zeckenstichen beim Menschen nachgewiesen. Der Erreger der HGE schwächt das Immunsystem. Im Blut ruft die Infektion meist eine Verminderung der weißen und roten Blutzellen (Leukozyten, Erythrozyten) und der Blutplättchen (Thrombozyten) hervor.

Auswirkungen ...

Nach einer kurzen Inkubationszeit von 2–7 Tagen – andere Praktiker berichten auch von 10–30 Tagen – tritt akutes Fieber, kombiniert mit verschiedenen Grippe-Symptomen, auf. Dazu können gehören:

... und Symptome

- Schüttelfrost,
- Kopfschmerzen,
- Muskelschmerz,
- Schweißausbruch,
- Appetitlosigkeit,
- Übelkeit,
- Erbrechen,
- Durchfall,

- entzündliche Hautveränderungen,
- Husten,
- Krämpfe,
- Nierenfunktionsstörungen und
- Verwirrtheit.

Ebenso sind Doppelinfektionen mit *Borrelia burgdorferi* wahrscheinlich, die einen besonders schweren Krankheitsverlauf nehmen können. Solche Verläufe sind auch bei geschwächtem Immunsystem – etwa durch hohes Alter, HIV-Infektion oder Leukämien – zu erwarten. Studien aus den USA schätzen die Sterblichkeit auf 7 bis 10 Prozent.

Die meisten Erkrankungen dauern jedoch nur kurze Zeit, heilen nach Antibiotikabehandlung mit Doxycyclin (10–21 Tage) folgenlos aus. Einige bei der Lyme-Borreliose angewandte Antibiotika wie Penicillin, Ampicillin und Cephalosporine scheinen bei der Ehrlichiose unwirksam zu sein.

Erster Fall in Europa 1997

Der erste europäische Fall einer HGE wurde 1997 in Slowenien dokumentiert. Untersuchungen von Patienten mit einer klinisch und serologisch gesicherten Borreliose im Land Brandenburg ergaben, dass 10 Prozent von ihnen auch HGE-Antikörper besitzen. Eine Münchner Studie fand bei 14 Prozent süddeutscher Forstarbeiter und bei 11 Prozent der Patienten mit Lyme-Borreliose ebenfalls Antikörper gegen HGE. Daraus folgt, dass sie sich in der Vergangenheit schon einmal mit dem HGE-Erreger infiziert haben müssen.

Fleckfieber

Beim Fleckfieber kommen mehrere Arten in Betracht, die vor allem im Mittelmeergebiet durch Hundezecken sowie in der Slowakischen Republik und angrenzenden Regionen von Schafzecken übertragen werden. Die Erreger des Fleckfiebers zählt man zu den Rickettsien. Diese nach dem amerikanischen Pathologen H. T. Ricketts (1871–1910) benannten Organismen stehen zwischen Bakterien und Viren. Die Erreger können vom Tier auf den Menschen und auch von einem Menschen zum anderen übertragen werden. Erste Zeichen der Infektionskrankheit sind:

- Kopfschmerzen,
- Schwindelgefühl,
- hohes Fieber,
- Bindehautentzündung,
- Schlaflosigkeit und
- Bronchialkatarrh.

Erste Anzeichen

Später folgen Hautausschläge und punktförmige Blutungen innerhalb dieser Flecke. Durch Verabreichung von Antibiotika ist die völlige Wiederherstellung der körperlichen und geistigen Kräfte nach Wochen oder Monaten möglich.

Hasenpest

Die auch als Tularämie bekannte Hasenpest bekam ihren Namen nach der Landschaft Tulare in Nordamerika, wo erstmals pestartige Symptome unter Nagetieren auftraten. Ein bekanntes Endemiegebiet Europas ist das Marchfeld in Österreich. Die Übertragung des Erregers auf den Menschen kann durch Holzböcke erfolgen, die sich vorher an einem infizierten Nagetier eine Blutmahlzeit geholt haben. Die Krankheitsbilder sind je nach Einstichstelle am Körper verschieden. Sie können von Kopfschmerzen, Fieber und Erbrechen bis zu Geschwüren mit Beteiligung der Lymphknoten (eitrige Lymphknotenentzündung) reichen und einer Angina oder Diphtherie ähneln. Die Behandlung erfolgt mit Antibiotika.

Je nach Einstichstelle verschiedene Krankheitsbilder

Babesiose

Die Babesiose ist eine extrem seltene Parasiteninfektion, kommt vor allem im Mittelmeerraum vor und verläuft ähnlich einer Malaria. Bei dem fieberhaften, lang andauernden Infekt mit Müdigkeit, Muskelschmerzen und allgemeiner Schwäche kann es zu Nierenversagen und tödlichem Ausgang kommen. Neben Chiningaben wird unter anderem auch mit Austauschtransfusionen behandelt. Ebenso wie die Ehrlichiose zeigt die Babesiose vor allem bei immunschwachen Patienten heftige Symptome und kann eine Borreliose verschlimmern.

Chinin und Austauschtransfusionen

Seltene Viruserkrankungen

Bei einem Zeckenbiß im europäischen und außereuropäischen Ausland sollte man immer an die Möglichkeit einer Erkrankung denken. Zu den seltenen, durch Zecken übertragenen Virusinfektionen gehören das hochfieberhafte Krim-Kongo-Fieber mit nicht beherrschbaren Blutungen sowie Gehirnhautentzündungen, die durch das Bhanja-Virus und das Kemerovo-Virus hervorgerufen werden.

Zecken-Borreliose bei Tieren

Selbst im Tierreich scheint die Borreliose häufig aufzutreten, denn alle Säugetiere und Vögel, bei denen Larven, Nymphen oder adulte Zecken eine Blutmahlzeit nehmen, können mit Borrelien infiziert werden. Viele Mechanismen der Natur sind noch unbekannt. So gibt es keine Klarheit, warum nur ein Teil der Tiere erkrankt, ein anderer Teil hingegen klinisch unauffällig bleibt, aber Träger von Borrelien ist und das Sammelbecken für zeckenübertragene Borrelien-Infektionen bildet. Obwohl sich die Forschung noch im Anfangsstadium befindet, sind sich Fachleute einig, dass diese Zeckenerkrankung auch bei Tieren Ursache vieler Leiden ist. Da die Entdeckung der Borreliose erst vor wenigen Jahren erfolgte und eine Reihe wenig belesener Tierärzte im Umgang mit der Krankheit unsicher scheint, werden die Symptome mitunter noch verkannt.

Symptome von Tierärzten bisweilen verkannt

Zecken saugen nicht etwa nur an kleinen bis großen Wildtieren, die für ihren Lebenszyklus unverzichtbar sind. Sie befallen genauso landwirtschaftliche Nutztiere und Haustiere. Vor allem drei Zeckenarten machen im deutschsprachigen Raum Tieren als Borrelien-Überträger zu schaffen:
- der Holzbock (*Ixodes ricinus*),
- die Igelzecke (*Ixodes hexagonus*) und
- die Fuchszecke (*Ixodes canisuge*)!

Infektion, Krankheitsverlauf und Therapie ähneln in auffallender Weise denen beim Menschen. Die Behandlung erfolgt nach bisherigen Erkenntnissen am besten 14 Tage bis 6 Wochen lang durch Tabletten oder Spritzen (intravenös, intramuskulär) mit Antibiotika wie Penicillin, Ampicillin/Amoxicillin, Ceftriaxon, Doxycyclin oder anderen Tetracyclinen und Erythromycin. Bei mangelnder Wirksamkeit von Penicillin oder Doxycyclin kann immer noch an Infusionen mit dem wesentlich kostenintensiveren Ceftriaxon gedacht werden.

Infektion, Verlauf und Therapie ähnlich wie beim Menschen

Haustiere

Hunde. Vor allem Hunde sind oft sehr stark von Zecken befallen (Abb. 19). Dabei spielen die Gewohnheiten der Tiere, z. B. Stöbern in Fuchsbauen, Igelnestern und Marderlagern sowie häufiger Aufenthalt im Unterholz, eine große Rolle. Jagdhunde können sogar als extrem gefährdet gelten und tragen häufig Zecken aller Entwicklungsstadien.

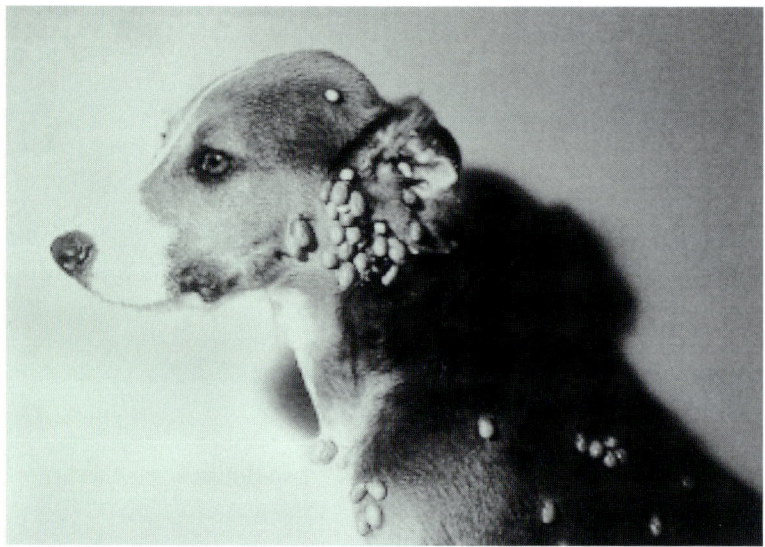

Abb. 19   Massenhafter Befall eines Hundes mit Igelzecken (*Ixodes canisuge*) (Foto: Liebisch)

Hunde besonders betroffen ...

Untersuchungen aus den USA haben gezeigt, dass in Endemiegebieten 20–70 Prozent der Hunde mit Borrelien infiziert sein können. Außerhalb dieser Gebiete hat man Borreliose-Titer noch bei bis zu 5 Prozent der Hunde im Blutserum festgestellt. Da ganz Deutschland als Borreliose-Endemiegebiet gelten kann, schätzen Ärzte von Kleintierpraxen die Durchseuchung der Zecken auf etwa 25 Prozent.

In Norddeutschland wurde von Mai 1994 bis Juli 1995 eine große Studie zur Lyme-Borreliose bei Hunden durchgeführt. Dabei untersuchte man die Blutseren von 4767 Hunden: 25,3 Prozent der aus Niedersachsen stammenden Hunde weisen positive Antikörpertiter auf, hatten sich also in zurückliegender Zeit durch Zecken mit Borrelien infiziert. Besonders Berner Sennenhund, Irish Setter, Airedale Terrier und Deutsch Drahthaar kristallisierten sich in dieser Studie als überdurchschnittlich betroffen heraus

Aus der klinischen Praxis ist auch bekannt, dass besonders große Rassen an Lyme-Borreliose erkranken. Vielleicht haben diese einen Defekt im Immunsystem, der eine Erkrankung häufiger wahrscheinlich macht.

… und zwar vor allem große Rassen

Antikörper im Blut bedeuten noch lange nicht, dass die Krankheit ausgebrochen ist oder ausbrechen muss. Die dazu führenden Mechanismen sind längst noch nicht geklärt.

Typische Symptome, die auf eine Borreliose-Erkrankung beim Hund hindeuten, sind:

Typische Symptome

- wechselnde Lahmheit,
- widerwilliges Bewegen,
- Appetitverlust,
- Mattigkeit,
- Fieber bis 41 °C,
- Entzündungen und Schwellungen sowie Schmerzen an Gliedmaßen und Gelenken (Lyme-Arthritis), ferner
- Erkrankungen der Lymphgefäße sowie
- schwere Funktionsstörungen der Nieren und des Herzens.

Die beim Menschen häufig auftretende Wanderröte ist nur bei sehr hellhäutigen Hunden sichtbar, deshalb werden die Tiere oft erst in einem späten Stadium der Krankheit dem Arzt vorgestellt. Da es viele Ursachen für Lahmheit gibt, ist die eindeutige Borreliose-Diagnose oft schwierig.

Wenn Zecken länger als 24 Stunden am Hund Blut saugen, ist die Wahrscheinlichkeit groß, dass Borrelien unter die Haut dringen. Sie wandern dann über das Gefäßsystem in die Gelenke und sind dort in der Gelenkflüssigkeit im Labortest selten nachweisbar.

Die Krankheitsperioden können zwischen einem und 23 Monaten, vielleicht, wie beim Menschen, sogar lebenslang dauern.

In den USA ist seit 1990 ein vorbeugender Impfstoff gegen die Borreliose-Infektion für Hunde ab 12 Wochen auf dem Markt, der im Abstand von 2 Wochen gespritzt wird und durch eine jährliche Auffrischimpfung seine Wirksamkeit behalten soll.

Impfstoff für Hunde in den USA …

… wirkt nur gegen die dortige Zeckenart!

Auch in Europa und speziell in Deutschland ist dieser Schutzimpfstoff seit 1999 für Hunde zugelassen: »Merilym« von der Firma Merial GmbH. »Merilym« wird unabhängig vom Alter und Gewicht des Tieres in einer Dosis von 1 Milliliter unter die Haut gespritzt. Die Erstimpfung ist ab einem Alter von 12 Wochen und nur für gesunde Hunde möglich. Eine Nachimpfung wird nach 3–5 Wochen empfohlen. Auffrischimpfungen erfolgen in jährlichem, bei besonders hoher Infektionsgefährdung in halbjährlichem Abstand.

> **Achtung!** Der Impfstoff ist der gleiche wie in den USA und wirkt nur gegen die eine in den USA vorkommende Borrelien-Spezis namens *Borrelia burgdorferi* sensu stricto. In Europa treten jedoch weitere Formen der *Borrelia burgdorferi* auf, mitunter sogar gemeinsam in einer Zecke, gegen die dieser Impfstoff keine Wirksamkeit besitzen dürfte.

Präparate zur Vorbeugung

Zur Vorbeugung (Prophylaxe) werden vor allem Präparate empfohlen, die mit Pipetten auf die Haut zwischen den Schulterblättern oder auf den Kruppenbereich aufgetragen werden. Diese können einen für die Zecken tödlichen Wirkstoff enthalten. Zeckenhalsbänder, die diese Substanz in Puderform verteilen sollen, scheinen von ihrer Dosierleistung her nicht so effektiv zu sein. Vorsicht ist auch geboten, wenn Kleinkinder im Haushalt sind.

Katzen. Die Borreliose bei Katzen ist kaum erforscht. Zwar lassen sich Antikörpertiter nachweisen, die auf Kontakte mit borrelieninfizierten Zecken hindeuten, ob Katzen jedoch häufig an Borreliose erkranken, ist ungeklärt. Gelenkentzündungen und -schwellungen (Arthritis), die bei Belastung Schmerzen verursachen, sowie hohes Fieber wurden in der Literatur bereits beschrieben.

Katzen und Hunde können Zecken in die Wohnung schleppen

Ob Hunde und Katzen ein zusätzliches Infektionsrisiko für die Besitzer darstellen, ist umstritten. Auf jeden Fall können sie in ihrem Fell nicht angesaugte Zecken aller drei Entwicklungsstadien in Wohnungen und Häuser einschleppen. Diese bleiben durch Abstreifen an Pflanzen hängen oder wechseln beim Schmusen mit Kosetieren zum Wirt Mensch über.

Die Zeckenbeschau der Haustiere ist deshalb nach jedem Aufenthalt im Freien dringend zu empfehlen. Häufig sollten Sie das Fell mit einem engzahnigen Zeckenkamm kämmen. Der Handel bietet auch Zeckenzangen an, die beim Entfernen der Plagegeister helfen. Trotz vieler irreführender Hinweise ist es völlig gleich, in welcher Richtung, ob im Uhrzeigersinn oder entgegengesetzt, die Zecke herausgedreht wird. Wichtig ist nur, dass der Zeckenkörper nicht zerquetscht wird, denn dann gelangen die eventuell in der Zecke vorhandenen Borrelien aus deren Darm in den Körper des Hundes oder der Katze. Zum Abtöten der Plagegeister bei starkem Befall eignen sich auch Shampoos, die Insektizide oder besser noch Akarizide enthalten.

Shampoos mit Akariziden

Nutztiere

Pferde, Rinder, Schweine, Ziegen und Schafe haben auf der Weide oder durch den Stallkontakt besonders unter Zecken zu leiden.

Ponys und Pferde. Bei Ponys und Pferden können neben allgemeinen Symptomen wie Abmagerung, Leistungsabfall, Lethargie und Fieber auch Lahmheit, Augenerkrankungen, Hautveränderungen, neurologische Symptome und Erkrankungen an Gelenken – vor allem an den hinteren Extremitäten – auftreten. Der Nachweis der Antikörpertiter ist häufig in Blut und Urin möglich. Die in Deutschland bei dieser Thematik führenden Wissenschaftler Dr. med. vet. Gabriele Liebisch und Prof. Dr. med. vet. Arndt Liebisch konnten bei der Untersuchung von 1492 Pferde-Seren bei fast der Hälfte (47,9 Prozent) erhöhte Antikörpertiter ermitteln!

Hinterbeine besonders betroffen

Auf die Borreliose zurückführen ließ sich der Fall einer zentralnervösen Störung eines Pferdes, die mit einer schiefen Haltung des Kopfes, glasigen Augen, Schluckstörungen und Lähmung des Schwanzes gekoppelt war. Das Tier fiel durch unruhiges Hin- und Herlaufen auf und schwitzte abnorm.

Bei Fohlen wurden 1–2 Tage andauernde Schwellungen der Extremitäten diagnostiziert, denen eine Gelenkentzündung (Arthritis) folgte. Auch Reizungen der Schleimhäute des Kopfbereichs und der Atemwege wurden beobachtet.

Borreliose bei Fohlen

Die Infektion bei Pferden scheint in mehreren Krankheitsschüben zu verlaufen.

Rinder. Weidende Rinder sind einem hohen Infektionsrisiko ausgesetzt. Dabei kann bei den Wiederkäuern ein äußerlicher Zeckenbefall wie auch die massenhafte Aufnahme von Larven, Nymphen und Adulten des Holzbocks durch die Nahrung eine Rolle spielen.

Häufige Symptome

Häufige Symptome sind:
- Steifheit,
- geschwollene Gelenke und Lahmheit,
- Klauenentzündung,
- Fehlgeburten,
- Fieber,
- entzündliche Rötungen der Haut,
- Schwellungen am Euter oder
- Gewichtsverlust.

Bei Kühen kann es zu Appetitlosigkeit und damit zu verminderter Milchleistung kommen. Hohe Antikörpertiter lassen sich bisweilen im Blutserum und der Milch nachweisen.

Schafe und Ziegen. Arthritis dürfte auch bei Schafen und Ziegen die häufigste durch Zecken bedingte Erkrankung sein. Selbst Schwellungen der Augenlider, Lichtscheu, Geschwulste an Ohrmuscheln, Nase und Lippen werden neuerdings mit Borrelien in Verbindung gebracht.

Wildtiere in freier Natur und in zoologischen Gärten

Über 80 Säugetier- und Vogelarten, darunter viele in der Natur lebende, werden in Deutschland häufig von Zecken befallen. All diese können mit Borrelien infiziert sein, bilden entweder ein Borrelien-Reservoir oder erkranken selbst.

Forschung noch im Anfangsstadium

Die Forschungen wurden bisher nur vereinzelt von Wissenschaftlern betrieben und befinden sich im Anfangsstadium. Serologische Ergebnisse mit Borreliose-Titerbefunden existieren von verschiedenen Mausarten, Rehwild, Rotwild, Damwild, Schwarzwild,

Feldhase und Rotfuchs. Da klinische Untersuchungen jedoch noch ausstehen, können über Erkrankungen keine Angaben gemacht werden.

Während sich Zeckenlarven vor allem Mäuse wie Rötelmaus, Gelbhalsmaus oder Waldmaus als Wirte suchen, scheinen Nymphen an geschwächtem Rehwild, Igel, Eichhörnchen, Vögeln wie Amsel, Singdrossel oder Eichelhäher zu saugen. Adulte Zecken wurden auch an Igel, Kaninchen, Hasen, Dachs, Steinmarder, Mauswiesel, Rehwild, Hirschen, größeren Vögeln wie Mäusebussard und Waldkauz festgestellt.

Durch serologische Nachweise am Institut für Zoo- und Wildtierforschung Berlin ist gesichert, dass Tiere in zoologischen Gärten durch Zecken mit Borrelien infiziert werden. So gelang bei 11,6 Prozent der Blutproben von 1256 Huf- und 438 Raubtieren aus 11 deutschen Zoos, Tier- bzw. Wildparks der Nachweis von Antikörpern gegen Borrelien. Doch auch hier liegen keine klinischen Untersuchungen vor. Außerdem wurden in 8 Zoos Zecken gefangen, von denen im Durchschnitt 20,3 Prozent mit Borrelien infiziert waren.

Infektionen in zoologischen Gärten

Die Infektionsgefahr für die in den zoologischen Gärten gehaltenen Tiere scheint vor allem durch von außen eindringende Vögel, Mäuse, Eichhörnchen und Füchse gegeben zu sein.

100 häufige Fragen – 100 Antworten

1. Was sind Zecken?
Zecken, landesweit als Holzböcke bezeichnet, gehören zu den Spinnentieren. Die erwachsenen männlichen Tiere sind nur punktförmig und maximal 2,5 Millimeter groß. Die weiblichen Tiere sind um ein Vielfaches größer und können vollgesogen bis zu 15 Millimeter lang werden.

2. Wo sitzen die Zecken?
Zecken sitzen immer in Bodennähe (Laub, Komposthaufen, Unterholz, Heidelbeeren), wo sie auf ihre jährliche Blutmahlzeit, d. h. ihr Opfer, warten. Ihr Nachtlager ist der bedeckte Erdboden.

3. In welchen Jahreszeiten besteht Ansteckungsgefahr?

Vorsicht von Februar bis September!

Wenn im Januar und Februar die ersten Sonnenstrahlen die Erde und die bodennahen Luftschichten auf über 10 °C erwärmen, sind die Zecken stechbereit. Die Zecken-Saison reicht dann bis zu den ersten Frösten des Spätherbstes. Von Ende Oktober bis Januar dürfen wir damit rechnen, dass im Freien keine Zecken vorhanden sind.

4. Wie erfolgt die Ansteckung?
Die Zecken haben für ihren Stich – und nur durch diesen erfolgt nach heutigen Erkenntnissen die Übertragung der Krankheitserreger – Stechwerkzeuge. Mit diesen graben sie sich in die Haut ein und halten sich fest. Dabei geben sie mit ihrem Speichel Stoffe ab, die die Blutgerinnung verhindern und lokal betäubende Wirkung haben. In Speichel und Kot kann sich ein Sammelsurium von Krankheitserregern befinden.

5. Welche Krankheitserreger überträgt die Zecke?
Eine Krankheitsübertragung beim Stich kann nur erfolgen, wenn die Erreger im Speichel, Magen-Darm-Kanal und Kot der Zecke vorhan-

den sind. Dazu gehören die Mikroben, die die Borreliose, die FSME, die Ehrlichiose, das Fleckfieber, die Hasenpest, die Babesiose und bestimmte andere mikrobielle Erkrankungen hervorrufen. Es ist durchaus möglich, dass noch weitere Erreger von anderen, bisher unbekannten Infektionskrankheiten in der Zecke sitzen.

Borreliose, FSME, Ehrlichiose, Fleckfieber, Babesiose, Hasenpest

6. Welche Entwicklungsstadien der Zecke übertragen die Erreger?
Die Zecke macht im Laufe ihres Lebens die drei Stadien Larve, Nymphe und Adulte (erwachsenes Tier) durch. Larven haben nur 3 Beinpaare, im Gegensatz zu den beiden nachfolgenden Stadien mit 4 Beinpaaren. Alle drei Stadien können die Borreliose und andere Krankheiten übertragen.

7. Wo in der Zecke stecken die Krankheitserreger?
Die Krankheitserreger befinden sich im Magen-Darm-Kanal und beim Stechen auch im Speichel.

8. Wo verstecken sich die Zecken im Winter?
Im Winter liegen die Zecken in den oberen Schichten des Bodens, wo die weiblichen Tiere auch mehrere hundert bis mehrere tausend Eier ablegen. Unter welchen Voraussetzungen und Brutbedingungen das genau erfolgt, ist unbekannt.

9. Welche Temperaturen vertragen die krankmachenden Erreger?
Die im Darm der Zecke befindlichen Erreger vertragen hohe Minusgrade im Boden. So ist es erklärlich, dass selbst nach einem harten Winter in den darauffolgenden Jahreszeiten eine Zeckenplage und Häufungen von Zeckenkrankheiten wie Borreliose auftreten. Von bestimmten Krankheitserregern ist bekannt, dass sie Temperaturen von –20 bis –30 °C und unter Umständen auch bis zu –180 °C überstehen können.

Zecken sind sehr kälteresistent

10. Ist jeder Zeckenstich infektiös?
Nein. Nur wenn die Erreger mit dem Speichel der Zecke (FSME) oder beim Blutsaugen durch Entleerung des Darminhaltes der Zecke in den menschlichen Körper (bei der Borreliose) übertragen werden. Schätzungen gehen davon aus, dass mindestens 5 Prozent aller Zeckenstiche zu Erkrankungen führen. Dabei gibt es jedoch große regionale Unterschiede.

Ca. 5 % aller Zeckenstiche führen zur Erkrankung

11. Wie entfernt man die Zecke?

Die Zecke wird mit einer spitzen Pinzette entfernt, die parallel zur Haut, zwischen Haut und Zeckenkörper angesetzt wird. Ohne Drehung wird der Zeckenkörper dann herausgezogen. Drehungen brächen dem Holzbock das Genick, so dass Zeckenteile im Körper verbleiben würden. In der Arztpraxis kann die Zecke auch mit einer Kanüle entfernt werden. Anschließend sollte man den Stichkanal trocken verpflastern.

12. Welche Körperregionen bevorzugen die Zecken?

All jene Stellen, wo die Hornschichten der Haut besonders dünn und weich sind, gelten als bevorzugt: Waden, Kniekehlen, im Schritt, im Genitalbereich, in der Leistengegend, am Unterbauch, um den Nabel, im unteren Lendenwirbelsäulenbereich, in den Achselhöhlen, um die Brustwarzen, hinter den Ohren und auf dem behaarten Kopf.

13. Fallen die Zecken von Bäumen?

Zecken sitzen bis zu 1,5 m Höhe

Nein. Ihre größte Sitzhöhe übersteigt 1,5 Meter nicht. Sie sind nicht in der Lage, auf hohe Bäume zu krabbeln.

14. Worin unterscheiden sich Borreliose und FSME?

Beide Erkrankungen unterscheiden sich zunächst durch ihre Erreger. Die Borreliose ist eine Bakterien-, die FSME eine Viruskrankheit. Die Borreliose kann man mit Antibiotika behandeln. Gegen die FSME hilft nur die vorbeugende Impfung.

15. Warum sind Drehungen beim Entfernen der Zecke falsch?

Weder Links- noch Rechtsdrehungen sind beim Entfernen der Zecken sinnvoll, denn die Zecke hat kein Gewinde. Der Zeckenkörper ist mit den Stechwerkzeugen direkt verbunden. Diese besitzen nur einen fischgrätenartigen Halteapparat. Beim Hin- und Herdrehen trennen sich die Stechwerkzeuge vom Rumpf, verbleiben meist in der Haut und können entzündliche Reaktionen hervorrufen.

16. Soll man Zecken mit Öl, Kleber oder Feuer betäuben?

Nutzlos!

Weder noch. All diese alten Hausmittel haben sich als nicht hilfreich erwiesen. Im ungünstigsten Fall erhöhen sie die Infektionsrate.

17. Hilft geschlossene Kleidung gegen Zeckenstiche?

Eine totale Vermummung beim Aufenthalt im Freien ist vor allem bei sommerlichen Temperaturen eine Qual und bietet auch keine 100-prozentige Sicherheit, denn die geschlossene Kleidung verhindert nicht, dass Zecken ein Leck finden und eindringen. Falls es möglich ist, trägt man am besten helle Kleidung, auf der die Zecken sichtbar sind.

18. Wie lange überleben Zecken in der Kleidung nach der Ablage?

Zirka 3 Tage können sie überleben. Das sollten Sie bei der Wahl Ihrer Tages- und Nachtkleidung berücksichtigen.

3 Tage Überlebenszeit

19. Gibt es Unterschiede zwischen Hunde- und Menschenzecken?

Mensch und Tier werden in unseren Breiten von der gleichen Zeckenart befallen, die man Holzbock nennt.

20. Können Zecken durch Haustiere auf uns übertragen werden?

Ja, durch direkten Kontakt beim Streicheln und Schmusen. Denn Zecken, die auf dem Haustier noch keine Blutmahlzeit genommen haben, wechseln gern zu uns Menschen über. Wenn Sie mit dem Tier auf dem Sessel oder der Couch sitzen oder es nachts mit ins Bett nehmen, ist die Gefahr besonders groß.

Vorsicht bei Haustieren!

21. Werden Borreliose und FSME nur durch Zecken übertragen?

Für den deutschsprachigen Raum ist nur die Übertragung durch Zecken nachgewiesen. Möglich ist beispielsweise aber auch die Übertragung durch andere stechende Insekten oder Kleinnager. Deren Stiche und Bisse sind allerdings häufig schmerzhaft.

22. Wann sollte man nach einem Stich den Arzt aufsuchen?

Gehen Sie zum Arzt, wenn sich nach einem Zeckenstich eine Hautkrankheit entwickelt, die zu einer Rötung, Schwellung oder Schmerzen führt, vor allem, wenn diese Erscheinungen nach 14 Tagen noch nicht abgeheilt sind. Einen Arzt sollten Sie allerdings immer nach Zeckenkontakt in Hochrisikogebieten konsultieren.

23. Warum werden manche Menschen nicht gestochen?

Dass der eine mehr, der andere weniger unter Insektenstichen zu leiden hat, ist ganz offensichtlich vom individuellen Körpergeruch und der Schweißneigung abhängig.

24. Kann ich meinen Garten vor Zeckenbefall schützen?

Chemie bringt wenig

Zwar können Sie versuchen, die häufig Zecken einschleppenden Kleinnager vom Garten fernzuhalten. Aber sonst gibt es kaum Möglichkeiten. Die bekannten Insektizide vernichten auch alle nützlichen Insekten- und Spinnenarten. Außerdem führen sie zu einer Schadstoffbelastung von Obst und Gemüse und Ihrer Umgebung. Damit steigt die Zahl der Gifte im Körper weiter, die chronische Heilhindernisse und chronische Krankheiten mit verursachen.

25. Wo muss mit Zecken gerechnet werden?

Zecken finden sich in Wäldern, an Waldrändern, im Dickicht, auf Wiesen und Weiden, an Bach- und Flussauen, in Parkanlagen und in Hausgärten. Besitzer von Haustieren können Zecken sogar in der Wohnung und in Tierarztpraxen einbringen und finden.

26. Die Zecken dringen in immer nördlichere, kältere Regionen vor. Woran liegt das?

Ursache sind die globalen Klimaveränderungen, wie der Treibhauseffekt und das Ozonloch. Es kann aber auch an den bisher unbekannten Vorgängen in den Zecken und ihrer außergewöhnlichen Anpassungsfähigkeit liegen.

27. Gibt es Sprays oder Lotionen gegen Zecken?

Kaum zu empfehlen und bedenklich

Ja. Sie sind allerdings kaum zu empfehlen, wirken nur kurze Zeit und müßten, um erfolgreich zu wirken, auf den ganzen Körper aufgebracht werden. Bedenklich sind auch die darin enthaltenen Treib-, Konservierungs- und Duftstoffe.

28. Warum schützt die Zeckenimpfung nicht gegen Borreliose?

Was umgangssprachlich mitunter als Zeckenimpfung bezeichnet wird, ist lediglich eine vorbeugende Impfung gegen die durch Zecken übertragene Viruserkrankung FSME. Gegen die ebenfalls durch Zecken übertragene, aber durch Bakterien verursachte Borreliose hat sie keinerlei Wirkung.

29. Wer sollte sich impfen lassen?
Einen Impfschutz sollten Jäger, Berufs- oder Zeitsoldaten, Landwirte, Gärtner, Forstarbeiter, Personen, die mit Tierfellen arbeiten, Tierheimbetreiber, Fernreisende in FSME-Gebiete und Gartenbesitzer in einem Endemie- oder Hochrisikogebiet haben.

30. Wo in Deutschland sind die Zeckengebiete?
Ganz Deutschland ist ein Zeckengebiet. Neuerdings wurden Zecken sogar in vielen Gärten und Stadtparks nachgewiesen. Da rund jede vierte Zecke mit den Borreliose-Bakterien infiziert ist, muss man also in ganz Deutschland auf der Hut sein. Für die viel seltenere, durch Viren hervorgerufene FSME gibt es speziell ausgewiesene Hochrisikogebiete. Dazu zählen der Schwarzwald, der Odenwald und der Bayerische Wald.

Selbst in Gärten und Stadtparks

31. Kann ich mir auch auf Autobahnrastplätzen eine Zecke holen?
Ja, und das ist auf Park- und Rastplätzen der Autobahnen gar nicht selten. Wenn Sie sich trotz vorhandener Toiletten zu einer Entleerung von Blase oder Darm in den Busch schlagen, holen Sie sich Zecken. Diese sitzen dann meist im Waden- oder Genitalbereich.

32. Welche FSME-Impfstoffe und Impfabstände gibt es?
Für die aktive und passive Immunisierung werden Impfstoffe von zwei großen Firmen hergestellt. Sie sollten die aktive Immunisierung durch Impfungen nach dem Standard- oder Schnellschema anstreben. Über Impftermine im Rahmen der Grundimmunisierung und die notwendigen Auffrischimpfungen informiert der Hausarzt.

33. Gibt es Nebenwirkungen bei Impfungen?
Nebenwirkungen gibt es nicht. Höchstens die, die Sie von den Grundimpfungen her kennen: Rötung und Schwellung am Impfort, leichte Temperaturerhöhung, Krankheits- und Fiebergefühl. Bei über 5000 Impfungen in der Dresdner Praxis wurden diese harmlosen Reaktionen nur 11-mal beobachtet.

Nebenwirkungen harmlos

34. Ist die FSME-Impfung während der Schwangerschaft möglich?
Die aktive und passive Impfung schwangerer Frauen und stillender Mütter ist möglich.

35. Kann man Kleinkinder impfen lassen?
Im ersten Lebensjahr sollte nur bei konkreter Infektionsgefahr geimpft werden. Sonst gibt es keine Einschränkungen.

36. Wann ist die FSME-Auffrischimpfung ratsam?

Alle 3–5 Jahre nach der ersten Impfung

Alle 3–5 Jahre nach der Grundimmunisierung sollte eine Auffrischimpfung vorgenommen werden, bei Risikogruppen auf jeden Fall schon nach 3 Jahren.

37. Ist der Impfstoff 100-prozentig wirksam?
Einen 100-prozentigen Impfschutz gibt es für keine Infektionskrankheit. Man bezeichnet die außerordentlich seltenen Erkrankungen, die trotz einer Schutzimpfung auftreten u. a. als Impfversager, Impfdurchbrüche oder Superinfektionen. Sie kommen beispielsweise durch eine Änderung der Erregerstrukturen, spezifisches Versagen des Immunsystems, eine übermäßige Erregerlast oder eine nicht rechtzeitig verabreichte Nachimpfung zustande.

38. Wer bezahlt die FSME-Impfung?

So kann es klappen

Die Reiseimpfungen für Inlandsreisen nach Bayern, Baden-Württemberg und Hessen tragen die Krankenkassen prinzipiell. Sie sollten sich allerdings vorher durch einen Anruf bei Ihrer Krankenkasse absichern. Für die Urlaubsreise ins Ausland, beispielsweise in die Steiermark nach Österreich, müssen Sie die FSME-Impfung selbst bezahlen. Erholen Sie sich jedoch vor dem Österreich-Urlaub 2 Wochen in Bayern, zahlt wieder die Krankenkasse.

39. Wer bezahlt die Impfberatung und den Impfstoff bei Fernreisen?
Sie zahlen allein, bei Dienstreisen zahlt hingegen Ihr Arbeitgeber.

40. Erfolgt die FSME-Impfung mit anderen Impfungen?
Benötigen Sie vor Fernreisen mehrere Impfungen, kann Ihr Hausarzt Sie beraten. Die europäischen Impfungen gegen Tetanus, Diphtherie und Pocken sollten Standard sein. Die noch zusätzlichen Fernreiseimpfungen nebst der FSME-Impfung werden schematisch eingeordnet, damit sich ein wirksamer Impfschutz entwickeln kann. Und dafür braucht das Immunsystem Zeit. Grundsätzlich ist es möglich, dass schon ein Säugling drei Lebend- und drei Totimpf-

stoffe auf einmal erhält. Ob sich danach allerdings Schutztiter gegen alle sechs Erkrankungen entwickeln, ist unwahrscheinlich.

41. Wie erfolgt die Grundimmunisierung bei Last-Minute-Reisen?
Um Zeitnot kümmert sich Ihr Immunsystem nicht. Die Impfungen sind nach dem Schnellschema hier zu beginnen und im Ausland durch den aus Deutschland mitgeführten Impfstoff – natürlich unter Beachtung der Kühltemperaturen – zu beenden.

Der Zeitplan muss eingehalten werden

42. Warum läuft die FSME nicht bei jedem in allen Stadien ab?
Die Ursache liegt darin, daß der menschliche Körper verschieden auf die Erreger reagiert. Man muss aber sagen, dass es gegen die einmal ausgebrochene FSME – wie beim Wundstarrkrampf (Tetanus) – kein wirksames Gegenmittel gibt. In vielen Fällen kann den Patienten nicht mehr geholfen werden.

43. Wie erfolgt die Behandlung der FSME?
Da es gegen die einmal ausgebrochene Viruserkrankung kein Gegenmittel gibt, kann im Stadium I nur eine Bekämpfung der Schmerzen erfolgen – im Krankenhaus und fast immer auf der Intensivstation. Im Stadium II sind Reha-Maßnahmen, danach ambulant Physiotherapie, Ergotherapie, Logopädie usw. denkbar.

Fast immer auf der Intensivstation

44. Kommt die FSME nur im Frühsommer vor?
Nein. Der Name Frühsommer-Meningoenzephalitis ist nicht wörtlich zu nehmen. Er bürgerte sich nach dem Erkennen dieser eigenständigen Krankheit vor Jahrzehnten so ein. Die FSME tritt, wie auch das Erscheinen der Zecken, fast ganzjährig auf. Sie hat aber jahreszeitliche Gipfel, zu denen auch der Frühsommer zählt.

45. Es gibt den Borreliose-Impfstoff für Hunde. Warum nicht für den Menschen?
Bei der Entwicklung des Impfstoffs für die aktive Immunisierung des Hundes ging man davon aus, dass nur ein Stamm von bisher drei bekannten Borrelien-Stämmen den Hund schädigt. Ob das stimmt, bleibt abzuwarten. Nur gegen diesen einen Stamm hilft die Hundeimpfung. Uns Menschen in Europa machen aber noch zwei weitere Stämme krank, gegen die bisher kein Impfstoff entwickelt wurde.

Globalimpfung in Europa noch nicht möglich

46. Warum gibt es noch keinen Impfstoff gegen die Borreliose?
Die Impfstoffforschung, -entwicklung und -herstellung sind leider noch nicht so weit. Man schätzt, dass in Europa frühestens in etwa 5–10 Jahren ein Borreliose-Impfstoff verfügbar ist.

47. Wird dieser Impfstoff noch im Stadium III wirksam sein?
Nein. Weder der passive noch der aktive Impfstoff hat dann noch eine Wirkung.

48. Wird es einen Impfstoff gegen FSME und Borreliose geben?
Ein kombinierter Zeckenimpfstoff gegen FSME und Borreliose wäre sicher die beste Lösung für die Vorbeugung. Solange aber noch nicht einmal ein Borreliose-Impfstoff verfügbar ist, kann an solch einen Superimpfstoff nicht gedacht werden.

49. Woran erkennt man die Borreliose-Erkrankung?
Wanderröte als sicheres Zeichen

Ein recht sicheres Zeichen ist die Wanderröte (Erythema migrans) auf der Haut nach einem Zeckenstich. Auch viele Beschwerden, z. B. der Gelenke, des Nervensystems, der Augen oder des Herzens, deren Ursache ungeklärt ist, können theoretisch durch Borrelien verursacht sein. Der Erregernachweis im Labor ist jedoch kompliziert, und der Zusammenhang von Beschwerden und der Borreliose wird oft verkannt.

50. Warum durchläuft nicht jeder alle drei Borreliose-Stadien?
Jährlich gibt es in Deutschland mehrere Millionen Zeckenstiche. Dass zum Glück nur wenige der Gestochenen in allen Stadien erkranken, hängt mit den Eigenschaften und der Zahl der übertragenen Erreger zusammen. Natürlich spielen auch die Abwehrkräfte des menschlichen Immunsystems eine gewichtige Rolle. Viele mit Borrelien infizierte Patienten machen nur das erste Stadium mit geringem Krankheitsgefühl, geringem Temperaturanstieg und geringer Hautrötung durch. Ein großer Teil bemerkt diese Symptome überhaupt nicht oder bringt sie nicht mit einem Zeckenstich in Verbindung.

Viele Patienten erleben nur das 1. Stadium

51. Wie wird die Borreliose behandelt?
Die Behandlung hat aus verschiedenen Gründen stadiengerecht zu erfolgen. Zum Einsatz gelangen Antibiotika und komplementärme-

dizinische Medikamente, die die Erreger schwächen und dazu beitragen, dass sie absterben. Die Mittel der Komplementärmedizin helfen, Therapieblockaden zu beseitigen, den Körper zu entgiften, die durch starke Antibiotika beschädigte Darmflora wiederherzustellen und das Immunsystem zu stärken.

52. Gibt es Unterschiede zwischen den Borrelien?
Ja. Es sind bisher drei krank machende Spezies der Spiralbakterie *Borrelia burgdorferi* ermittelt worden. Von einer ist inzwischen bekannt, dass sie die Hauterkrankungen hervorruft. Alle drei kommen überall in Europa vor. In den USA hingegen hat man es vermutlich nur mit einer Spezies zu tun.

Bislang 3 krank machende Arten bekannt

53. Machen die Zeckenstiche erst heute die Menschen krank?
Die Beantwortung der Frage ist nicht einfach. Einerseits werden durch Zeckenstiche wahrscheinlich schon seit sehr langer Zeit Krankheitserreger auf den Menschen übertragen. Hauterkrankungen, die man heute eindeutig als Borreliose identifiziert, beschreibt die medizinische Fachliteratur bereits seit über 100 Jahren. Der Erregernachweis gelang jedoch erstmals 1981 in den USA.
Andererseits können Infektionskrankheiten über längere Zeiträume ganz oder teilweise verschwinden und plötzlich wieder auftauchen. Das hängt von einer Vielzahl von Faktoren ab, von denen wir einige nur vermuten können. Das Mittelalter war beispielsweise die Zeit der Cholera, Pest und Pocken, die zweite Hälfte des 19. Jahrhunderts die der Tuberkulose. Der Anfang des 20. Jahrhunderts wurde von der Syphilis geprägt und die zweite Hälfte von Aids.

54. Wie lange werden die Abwehrtiter kontrolliert?
Bei der Borreliose hat eine Titerkontrolle erst ab der sechsten Woche nach Beendigung der Therapie einen Sinn und wird dann im Halbjahresrhythmus bis zu 2 Jahren durchgeführt. Bei entsprechenden Beschwerden kann sie im Abstand von 2 Jahren auch lebenslang sinnvoll sein.

Kontrolle bis zu 2 Jahren oder lebenslang

55. Ist die Einnahme von Antibiotika gefährlich?
Antibiotika ist der Sammelbegriff für Körpersubstanzen von Lebewesen, die das Wachstum von Krankheitserregern hemmen oder diese vernichten. Man kann ihre Wirkung mit dem Vertilgen von In-

sekten und anderen Schädlingen in Ihrem Garten durch Vögel vergleichen. Die häufigsten Nebenwirkungen treten in Form von Allergien auf der Haut oder im Magen-Darm-Kanal als Durchfall auf. Auch Pilzerkrankungen können unter Antibiotika im und am Körper aufflackern.

56. Warum reagiert man auf jedes Antibiotikum anders?

Verschlechterung des Allgemeinbefindens kann gutes Zeichen sein

Weil die Borrelien, wie alle anderen Mikroben auch, unterschiedlich auf die verschiedenen Antibiotika reagieren. Positive oder negative Wirkungen nach Antibiotikagabe demonstrieren, dass die Erreger getroffen wurden. So kann selbst die Verschlechterung des Allgemeinbefindens ein gutes Zeichen sein.

57. Eine Nachbarin hat mit Antibiotika Riesenprobleme ...

Es handelt sich hier um eine schon seit Jahrzehnten bekannte Reaktion, die sich durch eine mehr oder minder ausgeprägte Beeinträchtigung des Allgemeinbefindens, durch Fieber und Schocksymptome zeigt. Diese sogenannte Jarisch-Herxheimer-Reaktion entsteht durch den massenhaften Zerfall der Erreger und die dabei freigesetzten Erregergifte. Schocks werden vor allem bei älteren Patienten gesehen. Mehrfach haben Krankenhausärzte nach dem Schock die Antibiotikagabe abgesetzt. Dies ist nicht unbedingt ratsam, denn mit dem Auftreten dieser Reaktion waren die Borrelien schon fast besiegt. Nun haben die Patienten mit den Spätschäden der abgebrochenen Antibiotikabehandlung – neuen Borreliose-Symptomen – zu kämpfen.

Antibiotika-Behandlung nicht abbrechen

58. Warum gibt es Antibiotika als Tabletten und Spritzen?

Die Therapie hängt vom jeweiligen Stadium der Erkrankung ab. Antibiotika können als Tabletten, Kapseln oder Saft gegeben, gespritzt oder infundiert werden. In der Dresdner Praxis hat sich folgende Vorgehensweise bewährt: Zunächst werden Antibiotika gepulst, d. h. mit Pausen zwischen den einzelnen Gaben, verabreicht. Später werden die Medikamente intravenös oder als Infusion gegeben. Dieses Vorgehen garantiert erfahrungsgemäß eine höhere Heilungsrate.

59. Sind Tabletten oder Infusionskuren besser?

Gleiche Wirkung

Beide Verordnungen haben die gleiche antibakterielle Wirkung, wenn sie in richtiger Reihenfolge und stadiengerecht eingesetzt werden.

60. Warum erst Antibiotika-Tabletten und dann Infusionen?
Weil sich diese Reihenfolge bewährt hat. Die Einnahme von Antibiotika soll die Erreger, die sich abgeschottet haben, schwächen. Dann erst gelangt die zeit- und kostenintensive Infusionstherapie zum Einsatz.

61. Ist die Borreliose ansteckend?
Die Borreliose ist nicht ansteckend. Es gibt aber vermutlich eine Einschränkung: Im Stadium I, wenn eine ausgeprägte und nässende Wanderröte oder Lymphadenose vorhanden ist, können sich Borrelien in den erkrankten Hautregionen befinden. Diese werden unter Umständen durch Körperkontakt übertragen.

62. Können Bluttransfusionen Borreliose übertragen?
Theoretisch ja. Doch selbst in der akuten Phase der Erkrankung halten sich die Erreger nur selten im Blut auf. Trotzdem sollten Borreliose-Patienten weder Blut noch Organe spenden, um niemanden zu gefährden.

63. Wie erkenne ich, ob sich das Stadium II in das Stadium III verwandelt?
Der Wandel ist erkennbar an einer Verschlechterung des Allgemeinbefindens und einer Verschlimmerung der Lokalbeschwerden – also meist an einem ausgeprägten Krankheitsgefühl.

Ausgeprägtes Krankheitsgefühl

64. Was bedeutet »stadiengerechte Therapie«?
Eine stadiengerechte Behandlung findet statt, wenn die Antibiotika in den drei Stadien der Erkrankung so eingesetzt werden, dass die Erreger absterben. Dafür gibt es eine stadiengerechte und gepulste (mit Pausen der Medikamenteneinnahme) Therapie, die eine hohe Erfolgsquote garantiert.

65. Welche Wirkungen haben die Antibiotika bei den Stadien?
Im Stadium I befinden sich die Erreger noch am Ort des Einstichs. Im Stadium II sind sie noch unterwegs oder schon in den Zielorganen. Im Stadium III haben sie sich bereits abgeschottet und sind da-

Beste Wirkung in den Stadien I und II

mit schwer abzutöten. In den Stadien I und II ist die Antibiotikabehandlung am wirksamsten und bezüglich der Prognose am günstigsten.

66. Was mache ich, wenn ich ein Antibiotikum nicht vertrage?
Sagen Sie es dem behandelnden Arzt und halten Sie durch. Wenn die Unverträglichkeit unerträglich wird, sollte das Medikament abgesetzt und eine Therapiepause von 8–10 Tagen eingelegt werden. Danach wird der Therapiezyklus mit dem nächsten Medikament fortgesetzt.

67. Warum bezeichnet man den Borreliose-Erreger als Schlaumeierspirale?
Weil der Erreger *Borrelia burgdorferi* ein Spiralbakterium ist, das Ärzte ebenso wie Patienten narrt. Es kann wahrscheinlich seine Oberflächenstrukturen so ändern, dass das Immunsystem des Menschen ihn weder orten noch vernichten. Selbst Antibiotika können versagen.

Selbst Antibiotika können versagen

68. Läßt sich die Borreliose nur mit Naturheilkunde heilen?
Nein. Naturheilkundliche (komplementärmedizinische) Verfahren helfen allein nicht. Die Bakterien müssen antibiotisch behandelt werden.

69. Sind nach Antibiotika weitere Medikamente notwendig?
Bewährt haben sich komplementärmedizinische Medikamente. Nach oder schon parallel zur Antibiotikabehandlung müssen Heilhindernisse wie die toten Bakterienkörper und ihre Gifte beseitigt werden. Außerdem empfiehlt sich eine Immunstimulation des gesamten Körpers und der Darmschleimhaut sowie eine Ausleitung der Gifte über die Ausscheidungsorgane Haut, Darm und Niere.

70. Was kann man nach erfolgloser Therapie tun?
Die Erfahrung zeigt, dass man mit einem zweiten oder dritten Therapiezyklus zum Erfolg gelangen kann. Aus bisher unbekannten Gründen verlassen die Borrelien in Stadium II und III mitunter ihre Verstecke und werden verwundbar. Bei einer Behandlung in dieser Phase ist eine völlige Heilung möglich.

Heilung dennoch möglich

71. Wie hoch ist die Dosierung im zweiten und dritten Zyklus?
Den zweiten oder dritten Zyklus sollte man nach einer Ruhepause von 6 Wochen beginnen. Dabei haben sich 2-mal (täglich) 200 mg Doxycyclin und nach 8 Tagen 2-mal (täglich) 650 mg Erythromycin bewährt. Sechs Wochen nach der Therapie erfolgt die Kontrolle der Antikörpertiter.

72. Was tun, wenn auch der dritte Therapiezyklus versagt?
Zunächst einmal sollten mit den Methoden der Komplementärmedizin Therapieblockaden beseitigt und das Immunsystem stimuliert werden. *Blockaden beseitigen, Immunsystem stimulieren*

73. Kann die Borreliose ohne Zecke nach Jahren wiederkommen?
Trotz erfolgreicher Therapie gibt es solche Fälle. Manche Patienten leiden dann – wenn auch in abgeschwächter Form – an allen Beschwerden, die sie in Stadium I oder II hatten.

74. Welche Spätschäden ruft die chronische Borreliose hervor?
Da die Borrelien so ziemlich alle Organe befallen können, ist es möglich, dass auch alle Organe und Organsysteme chronisch erkranken und verschleißen.

75. Gibt es bevorzugt von Borrelien befallene Organe?
Ja. Es sind das zentrale und periphere Nervensystem, die Sinnesorgane Auge und Ohr sowie Herz und Gelenke.

76. Wie werden Spätschäden behandelt?
Die Behandlung von Spätschäden erfolgt durch eine Wiederholung der Antibiotika-Zyklen mit nachfolgender Titerkontrolle. Außerdem werden die üblichen organbezogenen Behandlungen durchgeführt. *Antibiotika-Zyklen wiederholen*

77. Hilft Physiotherapie bei Knochen- und Gelenkbeschwerden?
Ja. Als unterstützende Maßnahmen bei Knochen- und Gelenkserkrankungen zeigen Ultraschall, andere elektromedizinische Anwendungen, Fangopackungen, Massagen, Moor- und Schwefelbäder gute Erfolge.

78. Warum sind meine Herzbeschwerden ohne Befund?

Es kommt öfters vor, dass bei Herzbeschwerden im Gefolge einer Borreliose keine krankhaften Befunde diagnostiziert werden. Vermutlich handelt es sich um eine Autoimmunkörperwirkung, das heißt, es entstehen plötzlich Antikörper, die sich gegen den eigenen Körper richten. Die Schutzfunktion der Immunität verkehrt sich also bei der Autoimmunität ins Gegenteil. Entstehung, Ablauf und Wirkung dieser Krankheitsbilder sind noch nicht ausreichend bekannt.

79. Warum fand das Labor in der Gelenkflüssigkeit keine Borrelien?

Gelenkflüssigkeit und Liquor häufig steril

Gelenk- und Gehirn-Rückenmark-Flüssigkeit (Liquor) sind häufig steril – es werden darin keine krankmachenden Borrelien oder Antikörper nachgewiesen. Das kann damit zusammenhängen, dass die Borrelien im Körper nicht überall hinkommen.

80. Treten neben der Borreliose noch Infektionskrankheiten auf?

Ja. Vor, während oder nach dem Ausbruch der Borreliose treten nicht selten die Gürtelrose und die Virusgrippe auf. Ihre Infektionstiter sind messbar. Diese Infektionskrankheiten schwächen das Immunsystem so, dass die Borreliose des Stadiums I ausbrechen kann. Und sie begünstigen auch den Übergang ins Stadium II oder III.

81. Warum lässt sich die Borreliose oft nicht im Labor belegen?

Das hängt unter anderem mit den bisher verwendeten Testverfahren und mit fehlenden Standardisierungen zusammen.

82. Was bedeutet ein seronegativer Verlauf?

In bis zu 30 % der Fälle

Die Borreliose kann aus den schon genannten Gründen im Labor nicht durch Befunde erhärtet werden. Der seronegative Verlauf wird von amerikanischen Medizinern mit einer Rate bis zu 30 Prozent angegeben.

83. Geht die Sehverschlechterung nach der Borreliose zurück?

Über Sehverschlechterungen im Stadium I bis II klagt etwa jeder fünfte Patient. Meist sind sie aber nur kurzzeitig vorhanden und bilden sich folgenlos zurück. In ganz wenigen Einzelfällen (etwa 0,2

Prozent) gibt es ein- oder beidseitige Sehverschlechterungen, die sogar bis zur Erblindung führen können.

84. Welche seelischen und körperlichen Beschwerden gibt es?
Je nach Stadium der Borreliose treten unterschiedliche seelische und körperliche Beschwerden auf. Ein ausgeprägter Leidensdruck entsteht durch depressive Stimmungsschwankungen, akute Wirbelsäulen- und Gelenkschmerzen, Hörsturz oder abnehmendes Sehvermögen. Herzrhythmusstörungen mit Schmerzen hinter dem Brustbein rufen sogar Todesangst hervor.

85. Warum wird die Borreliose oft so spät erkannt und behandelt?
Weil die Borreliose als einheitliches Krankheitsbild durch einen erst 1981 isolierten Erreger noch nicht allgemein bekannt ist.

86. Warum gibt es so viele Organerkrankungen bei Borreliose?
Das ist auf eine Eigenschaft der Spiralbakterie *Borrelia burgdorferi* zurückzuführen, die diese u. a. mit der Syphilis-Spirale teilt. Die immunologischen Ursachen sind noch nicht geklärt.

Bislang ungeklärt

87. Mit welchen Krankheiten wird die Borreliose oft verwechselt?
Verwechslungen kommen in Einzelfällen mit der Parkinson- und der Alzheimer Krankheit sowie etwas häufiger mit Hirn und Herzinfarkten, mit den entzündlichen Herzerkrankungen und der multiplen Sklerose vor. Irrtümer kann es auch bei der Ursachenfindung von allen akuten und chronischen Verschleißkrankheiten des Bewegungssystems geben.

88. Warum werden Borreliose-Beschwerden oft nicht ernst genommen?
Weil die Beschwerden aller drei Stadien heute noch nicht überall als einheitliches Krankheitsbild angesehen werden. Mitunter sind die Angaben der Patienten auch so unklar, dass sich Neurosen und insbesondere Hypochondrien dahinter vermuten lassen.

Uneinheitliches Krankheitsbild

89. Könnte die Borreliose Ursache einer Bluterkrankung sein?
Es gibt bösartige Bluterkrankungen, die während einer akuten oder chronischen Borreliose entstehen. Einige bereits existierende Bluterkrankungen gehen auch mit der Behandlung der Borreliose

spontan zurück. Die medizinische Forschung muss Klarheit darüber schaffen, ob es Zusammenhänge gibt und welcher Natur sie sind.

90. Ist die Borreliose bei Schwangerschaft gefährlich?

Missbildungen, Tot- und Frühgeburten

Ja. Es gibt die Möglichkeit der Borreliose-Übertragung im Mutterleib. Dies führt nicht selten zu Missbildungen, Totgeburten und Frühgeburten.

91. Wie lässt sich das ungeborene Leben vor Borreliose schützen?

Dies geschieht am besten durch Vorbeugung. Die werdende Mutter sollte sich nach einem Zeckenstich durch ärztliche Blutuntersuchungen vergewissern, dass sie nicht an Borreliose erkrankt ist. Im Falle der Erkrankung ist eine Therapie mit Penicillin G wirkungsvoll und in der Regel ohne Schaden für das Kind. Die Dosis hängt vom Stadium der Schwangerschaft ab.

92. Bin ich nach durchlebter Borreliose immun dagegen?

Keine lebenslange Immunität

Leider nein. Sie können im Leben immer wieder an Borreliose erkranken, denn nach durchgemachter bzw. behandelter Borreliose baut sich kein eigener, dauernder Körperschutz gegen die Erreger auf.

93. Trotz vieler Zeckenstiche war ich nie krank. Bleibt das so?

Das lässt sich nicht genau sagen. Vielleicht hatten Sie bisher Glück, dass die Zecken immer frei von Borrelien waren, denn nur etwa jede dritte oder vierte Zecke überträgt – je nach Durchseuchung in Ihrer Region – die krankmachenden Bakterien. Vielleicht gelangten aber auch nur so wenige Erreger in Ihren Körper, dass der Organismus unbemerkt selbst mit ihnen fertig wurde. Sie können auch ein Immunsystem besitzen, welches die Schlaumeierspirale unschädlich macht. Vielleicht gehören Sie aber auch zu den Patienten, bei

Spät-Borreliose möglich

denen das Stadium I nicht durch die Wanderröte sichtbar wurde und die Borreliose erst nach Monaten oder Jahren ausbricht.

94. Kann die Bechterew-Krankheit durch Borrelien verursacht sein?

Diese fortschreitende Versteifung und Krümmung der Wirbelsäule hat verschiedene Ursachen, darunter auch mikrobielle, daher lassen sich Borrelien heute nicht mehr ausschließen.

95. Warum ist die Borreliose eine ganzjährige Erkrankung?
Weil Erkrankungsfälle das ganze Jahr über auftreten. Selbst wenn die Zecken als Überträger der Erreger wegen der niedrigen Außentemperaturen von November bis Januar kaum aktiv sind, gibt es in diesem Zeitraum akute Borreliosen im Stadium I, speziell bei Patienten, die im September oder Oktober bei der Garten- und Feldarbeit, bei Heide- und Waldspaziergängen infiziert wurden.

96. Gibt es die Borreliose auch bei Tieren?
Die Borreliose kann sowohl bei Haus- und Nutztieren als auch bei Wild- und Zootieren auftreten. An Borreliose ist bei Ihren Hunden oder Katzen auch zu denken, wenn sie morgens noch schläfrig, freß- und spielunlustig sind und lahmen. Dann sollten sie mit ihren Haustieren den Tierarzt aufsuchen.

97. Was kann ich bei meinem Hund zur Vorbeugung tun?
Zur Prophylaxe vor Zeckenstichen eignen sich insbesondere Präparate, die auf die Haut zwischen den Schulterblättern oder in die Kruppengegend mit Pipetten aufgetragen werden. Der Handel bietet für Hunde und Katzen auch Zeckenhalsbänder an, die allerdings nicht so gut wirken.

Zeckenhalsbänder weniger effektiv

98. Was halten Sie vom Hundeimpfstoff gegen Borreliose?
In Europa ist seit 1999 ein Schutzimpfstoff zugelassen, der nur gegen die eine in den USA vorkommende Borrelien-Spezies namens *Borrelia burgdorferi* sensu stricto hilft. Da es in Europa zwei weitere Stämme dieser Spiralbakterien gibt, lässt sich über den Nutzen des Impfstoffs in unseren Breiten noch keine Aussage treffen.

99. Wie äußert sich die Borreliose bei meinem Pferd?
Bei Ponys und Pferden können neben allgemeinen Symptomen wie Abmagerung, Leistungsabfall, Lethargie und Fieber auch Lahmheit, Augenerkrankungen, Hautveränderungen, neurologische Symptome und Erkrankungen an den Gelenken auftreten.

100. Wie wird die Borreliose bei Tieren behandelt?
Die Behandlung erfolgt wie beim Menschen mit Antibiotika in verschiedenen Darreichungsformen.

Antibiotika

Wichtige Adressen

Selbsthilfegruppen in Deutschland, Österreich und der Schweiz

Deutschland

Borreliose Bund Deutschland e. V. (Bundesverband)
Jürgen Peters
Große Straße 205, 21075 Hamburg
Tel.: (0 40) 7 90 57 88, Fax: (0 40) 7 92 42 49

Borreliose SHG Augsburg
Waltraud Breunig
Hopfgartenstraße 11, 86420 Diedorf-Anhausen
Tel.: (0 82 38) 29 01

Borreliose SHG Berlin-Brandenburg
Hanna Priedemuth
Reulestr. 7, 12105 Berlin
Tel./Fax: (0 30) 7 06 57 15

Borreliose SHG Coburg
Sigrid Frosch
Hans-Holbein-Weg 9 a, 96450 Coburg
Tel.: (0 95 61) 2 52 25

Borreliose SHG Dresden
über Kontakt- und Informationsstelle für
Selbsthilfegruppen (KISS)
Tel.: (03 51) 4 82 63 52

Borreliose SHG Erlangen
Sabine Hofmann
Kulmbacher Straße 14, 91056 Erlangen
Tel.: (0 91 31) 44 03 24

Borreliose SHG Eschenburg
Artur Karl
Bergstraße 17, 35713 Eschenburg-Eibelshausen
Tel.: (0 27 74) 7 19 12

Borreliose SHG Essen
Bettina Thamm
Unterer Pustenberg 6, 45239 Essen
Tel.: (02 01) 49 16 43

Borreliose SHG Franken
Erika Schöll
Birkacher Hauptstraße 12, 91154 Roth
Tel.: (0 91 76) 15 28

Borreliose SHG Frickenhausen
Gerda Munz
Dr.-Gminder-Str. 16, 72636 Frickenhausen
Tel.: (0 70 22) 4 34 57

Borreliose Selbsthilfeverein Heidenheim/Brenz e.V.
Günther Binnewies
Postfach 12 57, 89549 Königsbronn
Tel.: (0 73 28) 91 90 00, Fax: (0 73 28) 49 56

Borreliose-Forum Karlsruhe
Karlheinz Hermann, Werner Jovan
Resedenweg 40, 76199 Karlsruhe
Tel.: (01 71) 6 51 60 32

Borreliose SHG Kassel, Stadt und Land
Brigitte Ringeler-Leipholz
Weddel 24, 34233 Fuldatal 1
Tel./Fax: (05 61) 81 79 12

Borreliose Beratung Köln
Peter Rohleder
Guntherstr. 11, 51147 Köln
Tel.: (0 22 03) 6 92 57

Borreliose SHG Leipzig
Gerd Schiegel
B.-Kellermann-Straße 2/213, 04279 Leipzig
Tel.: (03 41) 3 38 21 55

Borreliose SHG Leverkusen
Beatrix Hoffmann von Lindern
Unterbüscherhof 26, 42799 Leichlingen
Tel.: (0 21 74) 79 80 76, Fax: (0 21 74) 79 80 75

Borreliose SHG Lübeck
Hanne Paul
Forstmeisterweg 116, 23568 Lübeck
Tel.: (04 51) 3 33 06

Patienten-Initiative Lyme-Borreliose Kreis Mettmann
Britta Lemke
Rudolf-Kronenberg-Weg 11, 40764 Langenfeld
Tel.: (0 21 73) 2 61 29

Borreliose SHG Mittelhessen
Doris Dörr
Am Wingert 28, 35510 Butzbach
Tel.: (0 64 47) 92 27 03, Fax: (0 64 47) 92 27 04

Borreliose Informations- und Selbsthilfeverein München e.V.
Rosemarie Bauer
Pulverturmstraße 25, 80935 München
Tel./Fax: (0 89) 3 14 46 90 oder (0 89) 80 62 23

Borreliose SHG Nordschwarzwald
Vera Müller
Gerberstr. 7, 75323 Calmbach Bad Wildbad
Tel.: (0 70 81) 7 86 76

Borreliose SHG Nürnberg
Jutta Schöler
Wiesentalstr. 23, 90419 Nürnberg
Tel.: (09 11) 33 21 67

Borreliose SHG Ravensburg
Jutta Eichler
Ruf 2, 88255 Baienfurt
Tel.: (07 51) 5 57 69 72, Fax: (07 51) 5 80 11

Borreliose SHG Regensburg
Franz Reithner
Bergstraße 8A, 93180 Deuerling
Tel.: (0 94 04) 32 73

Borreliose SHG Stuttgart
Georg Jilg
Claire-Waldorff-Weg 2a, 70195 Stuttgart
Tel.: (07 11) 2 26 96 81

Schweiz

Team Selbsthilfe Zürich
(hier werden Kontakte zu Selbsthilfegruppen
in allen Kantonen vermittelt)
Dolderstraße 18, CH-8032 Zürich
Tel.: 0041–(0)1–2 52 30 36

Lyme-Borreliose SHG Schweiz
Witikoner Straße 335, CH-8053 Zürich
Tel./Fax: 0041–(0)1–3 82 16 50

SHG Winterthur
Heiligbergstraße 33, CH-8400 Winterthur
Tel.: 0041–(0)52–2 13 44 36

Österreich

SHG Zeckenopfer
Kaiserstr. 71 1, A-1070 Wien
Tel.: 0043–(0)1–5 22 70 70

Auskunft bei Reisen

Centrum für Reisemedizin
Oberrather Straße 10, 40472 Düsseldorf
Tel.: (02 11) 90 42 90, Fax: (02 11) 9 04 29 99

BAD Reisemedizinische Koordinierungsstelle
Tel.: (02 11) 9 07 22, Faxabruf: (02 11) 9 07 07 33

Auskunft im Internet

http://www.Aldf.Com
(American Lyme Disease Foundation)

http://www.x-l.net/Lyme/index.html
(Lyme Disease Information Resource)

http://www.lymenet.org
(Lyme Disease Network Online)

http://www.rki.de/Infekt/epibull/epi.htm
(Epidemiologisches Bulletin im Internet)

http://www.crm.de
(Centrum für Reisemedizin)

http://www.immuno.de
(FSME-Impfstoffhersteller Baxter)

Literaturverzeichnis

Benzaia, Diana: Kleiner Biß mit bösen Folgen – Erkennung, Verhütung und Behandlung von Zeckeninfektionen. – Ehrenwirth, München, 1994

Bergmann, J.; Liebisch, A.; Pohlmeyer, K.: Borreliose – zum Vorkommen der einheimischen Borreliose bei Zecken, Wild- und Haustieren in einem niedersächsischen Moor. – In: Journal für den Veterinär 2 (1992), S. 12–15

Bigl, S.; Müller, L.; Pönitz, G.; Mickel, C.; Klapper, B.-M.: Untersuchungen zur Epidemiologie der Borreliose im Freistaat Sachsen 1997. – In: Bundesgesundheitsblatt (3) 1999, S. 219–225

Bilz, F. Eduard; Helfricht, Jürgen: Bilz' Gesundheitskochbuch & Bilz-Biographie. – Ed. Krickau, Dresden, 1999

Burgdorfer, Willy: How the Discovery of Borrelia burgdorferi Came About. – In: Clinics in Dermatology 11 (1993), S. 335–338

Dobler, Gerhard: Krankheiten durch Zecken. – Edition medpharm, Stuttgart, 1997

Epidemiologisches Bulletin des Robert-Koch-Instituts Berlin 16, 17 (1999)

Fides-Kompendium. – Fides Vertrieb pharmazeutischer Präparate, Baden-Baden, 18. Ausgabe, 1998

Hassler, D. (Hrsg.): Lyme-Borreliose – Fortschritte der Infektiologie. – MMV Medizin Verlag, München, 1992

Herzer, Peter: Lyme-Borreliose – Epidemiologie, Ätiologie, Diagnostik, Klinik und Therapie. – Steinkopff, Darmstadt, 2. Aufl., 1990

Hevert, Wolfgang: Vademecum Hevert. – Hevert Arzneimittel GmbH, Sobernheim, 1996

Horst, Hans G.: Einheimische Zeckenborreliose (Lyme-Krankheit) bei Mensch und Tier. – Spitta-Verlag, Balingen, 3. Aufl., 1997

Infirmarius-Rovit-Kompendium. – Pharmazeutische Fabrik Infirmarius Rovit, Salach, 1996

International Conference on Lyme Borreliosis and other Emerging Tick-Borne Diseases. Abstract Book, Munich, Germany June 20–24, 1999

Kaiser, R.; Vollmer, H.; Schmidtke, K.; Rauer, S.; Berger, W.: Verlauf und Prognose der FSME. In: Der Nervenarzt 4 (1997), S. 324–330

Krause, Andreas; Burmester, Gerd (Hrsg.): Lyme Borreliose. – Georg Thieme Verlag, Stuttgart, 1999

Kunz, Christian: Tick-borne encephalitis in Europe. – In: Acta Leidensia 60, 2 (1992), S. 1–14

Liebisch, Gabriele; Assmann, G.; Liebisch, A.: Infektion mit Borrelia burgdorferi s. l. als Krankheitsursache der Lyme-Borreliose bei Pferden in Deutschland. – In: Der praktische Tierarzt 6 (1999), S. 498–516

Liebisch, Gabriele; Liebisch, A.: Lyme-Borreliose beim Hund: Infektionsrisiko sowie Interpretation der Labordiagnose und Impfung. – Sonderdruck aus: Der praktische Tierarzt 5 (1999)

Liebisch, Gabriele; Liebisch, A.: Zur Diagnose wenig bekannter einheimischer durch Zecken übertragener Infektionen bei Hunden in Deutschland. – In: Der praktische Tierarzt 6 (1999), S. 474–482

Mehlhorn, Birgit und Heinz: Zecken, Milben, Fliegen, Schaben – Schach dem Ungeziefer. – Springer-Verlag Berlin, 2. Aufl., 1992

Milatovic, Danica; Braveny, Ilja: Infektionen. – MMV Medizin Verlag, München, 1997

Murray, Polly: The Widening Circle. – St. Martin's Press, New York, 1996

Mutschler, Ernst: Arzneimittelwirkungen. – Wissenschaftliche Verlagsgesellschaft, Stuttgart, 7. Aufl., 1997

Ordinatio antihomotoxica et materia medica. – Internationale Gesellschaft für Biologische Medizin, Baden-Baden, 6. Aufl., 1998

Oschmann, Patrick; Kraiczy, Peter: Lyme-Borreliose und Frühsommer-Meningoenzephalitis. – UNI-MED, Bremen, 1998

Pascoe-Kompendium. – Pascoe Pharmazeutische Präparate GmbH, Gießen, 1995

Pschyrembel Klinisches Wörterbuch. – Walter de Gruyter, Berlin–New York, 258. Aufl., 1998

Ratgeber Infektionskrankheiten, 3. Folge: Frühsommer-Meningoenzephalitis (FSME). – In: Epidemiologisches Bulletin des Robert-Koch-Instituts Berlin 16/99, S. 112–115 u. 17/99, S. 126/127

Richtlinien für die Therapie mit Helixor. – Helixor Heilmittel, Rosenfeld, 1993

Satz, Norbert: Klinik der Lyme-Borreliose. – Verlag Hans Huber, Bern–Göttingen–Toronto–Seattle, 1993

Satz, Norbert: Zecken-Krankheiten. – Hospitalis-Buchverlag, Zürich, 2. Aufl., 1997

Sommer, Siegfried: Plagegeister – Bedeutung, Lebensweise und Bekämpfung von Gesundheitsschädlingen des Menschen. – Verlag Volk und Gesundheit, Berlin, 3. Aufl., 1986

Stanek, Gerold; Hofmann, Hanns: Krank durch Zecken – FSME und Lyme-Borreliose. – Wilhelm Maudrich, Wien, München, Bern, 1994

Stöbel, K.; Schröder, H. D.: Lyme-Borreliose – eine aktuelle Zoonose: Untersuchung zur Beurteilung ihrer Bedeutung für Zootiere in Deutschland. In: Verhandlungsbericht des 39th International Symposium on Diseases of Zoo and Wild Animals, May 12–12, 1999, Vienna/Austria

Süss, Jochen (Hrsg.): 2. Potsdamer Symposium. Durch Zecken übertragbare Erkrankungen. – Weller Verlag, Schriesheim, 1994

Wala-Heilmittelverzeichnis. – Wala-Heilmittel GmbH, Bad Boll, 16. Aufl., 1995

Wilske, B.; Fingerle, V.: Ehrlichiose – Eine neue zeckenübertragene Infektionskrankheit. – In: Münch. Med. Wochenschrift 138 (1996), Nr. 12, S. 202–204

Wilske, B.; Fingerle, V.; Hauser, U.; Rössler, D.: Borrelien. – In: Laboratoriums Medizin, Diagnostische Bibliothek 48 (1997), S. 1–12

Zur Lyme-Borreliose in ausgewählten Bundesländern in den Jahren 1997 und 1998. – In: Epidemiologisches Bulletin des Robert-Koch-Instituts Berlin 22/99, S. 163–167

Sachwörterverzeichnis

Abgeschlagenheit 16, 107 f., 117
Acari 20
Acrodermatitis chronica atrophicans (ACA) 11, 59, 61
Aderhaut-Entzündung (Uveitis) 66
Adultus 23, 25, 28 f., 32, 124 f.
Afrikanisches Rückfallfieber 18
AIDS 102, 116
Akarizide 45, 123
Aktionsradius 28
Akupunktur 77
Allergien 71 f., 74
Altersflecken 62
Ameisen 29, 44
Amoxicillin 71 ff., 119
Ampicillin 116, 119
Angina 117
Antibiotika 15, 17, 47, 54, 69 – 77, 102, 116 f., 119
Antigene 50
Antikörper 19, 50, 53 f., 69, 73, 110 – 116, 121, 123 ff.
Arachnidae 20
Argasidae (siehe Laufzecken)
Arthritis (siehe auch Lyme-Arthritis) 14, 17
Arthrose 68
Asiatische Schildzecke (siehe Ixodes persulcatus)
Atemluft 24
Augen 50, 56 f., 59, 65 f., 107, 123
Azithromycin 71

Babesiose 71, 115, 117
Bakterien (aerobe u. anerobe) 12, 17, 20, 27, 47 – 52, 54

Bandscheiben 82
Bauchspeicheldrüse 59
Benzylpenicillin (Penicillin G) 71
Bewusstlosigkeit 64
Bhanja-Virus 118
Bilz-Diät 81, 149
Bindehautentzündung 66, 117
Blasenprobleme 63
Blattern 102
Blebs 50
Blut 17, 19, 24, 46, 52, 58, 69, 83, 107, 109, 115, 123
Blutgefäße 57
Blutmahlzeit 20 f., 25, 27, 29, 40, 100, 117
Blutserum 19, 124
Bluttransfusion 46
Borrelia afzelii 51, 55
Borrelia burgdorferi sensu lato 51
Borrelia burgdorferi sensu stricto 51, 55, 122
Borrelia garinii 51, 55
Borrelia burgdorferi 19
Borrelia-burgdorferi-Infektion 11
Borrelia recurrentis 48
Borrelien-Lymphozytom 12, 46, 57 f., 61, 82
Borreliose-Endemiegebiet 32, 120
Borreliose-Impfstoff 47, 54 f., 121 f.
Bronchialkatarrh 117

Cefotaxim 72
Cefpodoxim 72 f.
Ceftriaxon 72, 119

Cefuroxin 72
Cephalosporine 70 ff., 116
Chemotherapeutika 102
Chinin 117
Chitinpanzer 21, 28
Chromosomen 47, 50
Colon-Hydro-Therapie 77

Darmflora 72, 76, 79
Darmsack 24
Delirium 15
Depressionen 64, 76, 80 f., 109
Dermatoborreliose (siehe Hauterkrankungen)
Desinfektion 43
Desoxyribonukleinsäure (DNS) 47, 52
Diabetes mellitus 83
Diphtherie 117
DNS-Plasmide 50
Doxycyclin 71 ff., 116, 119
Dreiwirtige Zecke 26
Durchfall 15, 74, 107 f., 115
Durchseuchungsraten 29, 32

Ehrlichiose 71, 115, 117
Ei-Ablage 29
Eigenbehandlung 81
Einstichstellen 40
Eiweiß 47 f.
Eiweißkörper (siehe Proteine)
Elektrokardiogramm (EKG) 67
Encepur 113 f.
Endoflagellen (siehe Geißeln)
Energievorrat 27
Enzephalitis 62
Epileptische Anfälle 64
Erbanlagen (Genom) 47, 50 f.
Erbrechen 64
Ernährung (autotroph, heterotroph) 48
Erregerübertragung 45
Erregernachweis 52 ff.
Erythema migrans (siehe Wanderröte)
Erythema-migrans-Borreliose 11

Erythromycin 71 ff., 119
Erythrozyten 115

Fahnenmethode 29
Fibromyalgisches Syndrom (FMS) 68
Fieber 15, 44, 48, 57 f., 61, 64, 74, 76, 78, 107 f., 110, 117, 121, 124
Fleckfieber 115 f.
Fledermauszecke (Argas vespertilionis) 20
Forstarbeiter 36, 53, 74, 111 ff., 116
Frühsommer-Meningoenzephalitis (FSME) 100 – 115
FSME-Endemiegebiet 103, 107, 111, 113
FSME-Immun 113
FSME-Immunglobulin 114
FSME-Impfstoff 111 – 114
FSME-Naturherde 103, 105
FSME-Risikogebiete 105 f.

Galle 72
Ganzheitsmedizin (siehe Komplementärmedizin)
Garin-Bujadoux-Bannwarth-Syndrom 12, 63
Garten 34, 37, 39
Gehirn 50, 57, 59, 62, 101, 108
Gehirnhautentzündung 102, 118
Geißeln 47, 50
Gelbsucht 48, 102
Gelenke 15 f., 50 f., 57, 61, 67 f., 71, 74, 82, 121 f.
Gelenkflüssigkeit 17, 52
Gemmae 50
Generationsdauer 48, 50, 70
Genospezies 51
Gicht 68
Gliederschmerzen 48, 58
Grippe (ähnliche Symptome) 44, 58, 61, 102, 115
Gürtelrose 57, 102

Haller'sches Organ 24
Halluzinationen 64, 109

Halsentzündung 15, 107
Hase 28
Hasenpest 115, 117
Haustiere (Hunde, Katzen) 28, 34, 37, 39, 45, 120 - 123
Hautblutungen 48, 117
Hauterkrankungen 11, 15 ff., 44, 50, 56 - 62, 71, 116, 123
Hautröte 12, 14, 19
Hell-Dunkel-Empfinden 24
Hepatitis 66, 83
Herz 50, 56 f., 59, 61, 66 f., 74, 81, 83
Hirnflüssigkeit 19
HIV-Infektion (siehe AIDS)
Hornhautentzündung (Keratitis) 66
Hörsturz 59
Holzbock 19, 21, 32, 40, 44, 115, 117, 119, 124
Homöopathika 77

IgG-Antikörper 53, 110
IgM-Antikörper 53, 110
Imago 28
Immunisierung (aktive, passive) 55, 112, 114
Immunoblot 54
Insekten 20, 39
Insektizide 45, 123
Ixodes canisuge 119
Ixodes dammini 14, 18, 19, 21, 32
Ixodes hexagonus 119
Ixodes ovatus 21, 32
Ixodes pacificus 19, 21, 32
Ixodes persulcatus 21, 32
Ixodes ricinus (siehe Holzbock)
Ixodes scapularis 19, 21, 32

Jarisch-Herxheimer-Reaktion 74
Jod 43

Kältegefühl 15, 74, 115
Kanüle (Hohlnadel) 43
Kemerovo-Virus 118

Kernschleifen (siehe Chromosomen)
Kieferklauen (Chelizeren) 24
Kinderlähmung 102
Kleidung 38
Kniegelenke 14
Kohlenhydrate 48
Kohlensäuretherapie 77
Kolibakterien 48
Koma 15
Komplementärmedizin 76 f.
Konjunktivitis (siehe Bindehautentzündung)
Kopfschmerzen 15 f., 44, 57 f., 61 f., 64, 74, 107 f., 115 - 117
Körperkontakt 46
Kreuzreaktion 53, 69
Krim-Kongo-Fieber 118

Lähmungen 12, 59, 63 f., 66, 83, 109, 121, 123 f.
Larve 23, 25 f., 28 f., 32, 124
Laufzecken 20
Läuse 20
Lebenszyklus 26
Leber 50, 57, 59, 66, 72
Lederzecken 20 f.
Leptospira 18, 70
Leptospira interrogans 48
Leukämie 61, 116
Leukozyten 115
Lichen sclerosus et atrophicus 62
Lipide 47, 50
Lipoproteine 50, 54 f.
Liquor 52, 109
Lumbalpunktion 109
Lunge 50
Lyme-Arthritis 17, 19, 56, 59, 67, 68, 121 f.
Lyme-Disease 11, 14, 19
Lyme-Karditis (siehe Herz)
Lyme-Krankheit 11
Lymphadenosis cutis benigna (siehe Borrelien-Lymphozytom)

Lymphe 24
Lymphsystem 56 ff., 61, 117

Magersucht 64
Magnetfeldtherapie 77
Makrolide 70 ff.
Malaria 117
Mäuse 27, 29, 45, 100, 125
Masern 102
Meningitis 12, 62 f., 108
Meningoenzephal(oradikul)itis 64, 108 f.
Meningoenzephalomyelitis- bzw. radikulitis 108 f.
Meningomyel(oradikul)itis 63
Meningoradikuloneuritis 12, 63
Meningopolyneuritis 59
Merilym 122
Milben 20
Milz 66
Mineralien 48
Minocyclin 71
Modifiziertes Heidelberger Schema 73
Morphea 62
Mücken 39
Mumps 102
Mundwerkzeuge (Gnathostoma) 20, 24 f.
Muskeln 15, 50, 57, 61 f., 68, 74, 107, 115, 117
Myalgie (siehe Muskeln)
Myelitis 62

Nackensteife 15, 62, 64
Naturheilverfahren (siehe Komplementärmedizin)
Nerven 16, 57 f., 62, 101, 110
Netzhaut-Entzündung (Chorioretinitis) 66
Neuraltherapie 77
Neuritis 62
Neuroborreliose 12, 50, 56, 62
Niere 66, 72, 116 f.

Nutztiere (Pferde, Rinder, Schweine, Ziegen, Schafe) 28, 45, 123–124
Nymphe 23, 25, 27 ff., 32, 45, 124 f.

Ohr 58 f., 74
Ophthalmoborreliose 65
Organspende 46
OspA (outer surface protein A) 54
Oxyvenierung 77
Ozontherapie 77

Paarung 25, 29
Paranoia 64
Parkanlagen 33, 45
Pedipalpen (Taster) 24
Penicilline 12, 15, 17, 70 ff., 75, 116, 119
Pfeiffer'sches Drüsenfieber 57
Phytopharmaka 77
Pinzette 41
Plazentaschranke 75
Polymerase-Kettenreaktion (PCR) 52
Proteine 50
Protoplasma (siehe Zellkörper)
Pseudolymphom 12
Punktion 52

Rehzecke (siehe Ixodes dammini bzw. scapularis)
Reflexe 24
Regenbogenhaut-Entzündung (Iridozyklitis) 66
Repellentien (siehe Zeckenschutzmittel)
Rickettsien 18, 116
Risikogruppen 36 ff.
Rocky-Mountain-Fleckfieber 15, 18
Röteln 102
Roxithromycin 71
Rückenmark 57, 62 f., 101, 108
Rückfallfieber 48, 50

Sauerstoff 48
Sauerstofftherapie 77
Säugetiere 27 f., 32
Saugakt 27, 41
Saugrüssel (Hypostom) 24, 41
Schildzecken (siehe auch Ixodidae) 20, 21
Schlafstörung 15, 58, 61, 76, 80, 109 f., 117
Schleimbeutelentzündung 57
Schleimkapsel 47
Schlupfwespen 29, 45
Schrebergärtner 37
Schwangerschaft 46, 71 f., 75
Schwarzbeinige Rehzecke (siehe Ixodes pacificus)
Schweißausbrüche 57 f.
Schwindelgefühl 61
Scutum 21
Sehnenentzündung 57, 74
Sehnerv-Entzündung (Neuritis nervi optici) 66
Selbsthilfegruppen 144 – 148
Serologie 53, 65, 110
Seronegativität 69, 73
Serumnarben 53, 74
Sexualorgan (Spermatophore) 25
Sinnesborsten 24
Soldaten 37, 111, 113
Sommergrippe 107
Sonnenempfindlichkeit 71
Spaltpilze 48
Speichel 24 f.
Spinnen 20
Spirillen 47
Spirochäten 12, 18 f., 47 f., 54, 56, 65 f.
Stechfliegen 45
Stechmücken 20, 45
Syphilis 48, 50, 54, 56

Taubenzecke (Argas reflexus) 20
Tetracycline 70 f., 119
Thrombosen 110
Thrombozyten 115

Tick-borne Encephalitis (siehe FSME)
Tinnitus 74
Titerbestimmung 53 f., 69, 73, 120
Tollwut 102
Treponema (pallidum) 18, 48, 70
Tuberkelbakterien 48
Tularämie (siehe Hasenpest)

Übergewicht 74
Ultraviolettbestrahlung Blut 77
Urin 45, 52, 123

Vaskulitis 66
Venenthrombose 62
Verdauungsenzyme 24
Viren 17 f., 20, 101 ff., 110, 113, 116
Virusgrippe 57
Viruserkrankungen, seltene 115, 118

Wanderröte 12, 14, 17, 36, 46, 52–61, 66, 71, 82, 121
Wanzenzecken 20
Weil'sche Krankheit 48
Wiesen 33, 45
Wildtiere 28 f., 45, 124
Windpocken 102
Wirbelsäule 58, 82
Wohnung 34, 36, 122
Wundrose 62

Zeckenbekämpfung 44
Zeckendarm 24
Zecken-Hirnhautentzündung (siehe FSME)
Zeckenschutzmittel 39, 122
Zeckenzangen 41, 123
Zellkern 47
Zellkörper 47, 50
Zellmembran 47, 50, 71
Zellsubstrate 24
Zellteilung 47
Zytoplasma 50

Lyme-Borreliose

Antibiotika sind unentbehrlich für die Therapie der Lyme-Borreliose. Die meisten Therapie-Empfehlungen stützen sich auf Doxycyclin als Mittel der ersten Wahl.

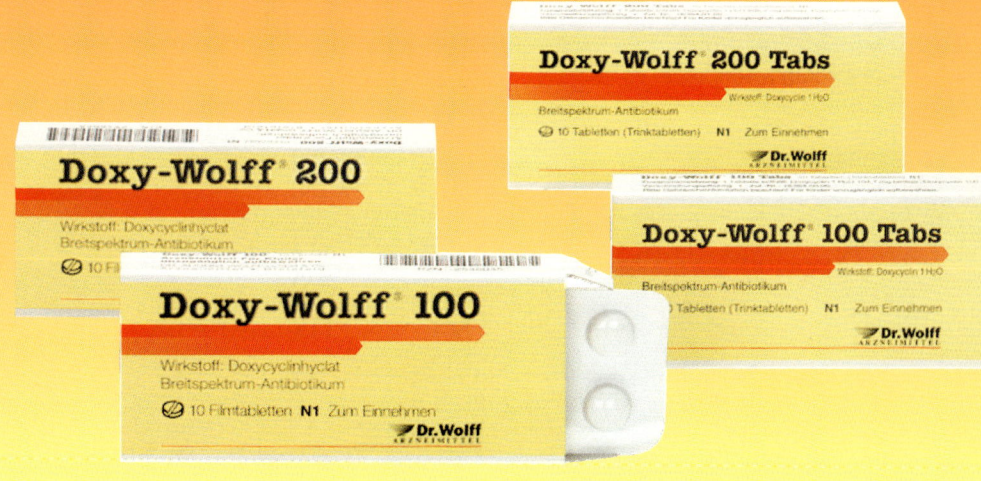

Doxy-Wolff® 100-/ 200 Filmtabletten / 100-/ 200 Tabs. Wirkstoff: Doxycyclin. **Zusammensetzung:** 1 Filmtbl. enth. als arzneilich wirksamen Bestandteil: Doxycyclinhyclat 115,4 mg/230,8 mg (entspr. Doxycyclin 100 mg/200 mg). Sonstige Bestandteile: Gelatine, Lactose-Monohydrat, Macrogol 6000, Magnesiumstearat, Maisstärke, Poly[butylmethacrylat-co-(2-dimethylaminoethyl)-methacrylat-co-methacrylat], hochdisperses Siliciumdioxid, Talkum, Chinolingelb (E 104), Titandioxid (E 171). 1 Tabs Tbl. enth. als arzneilich wirksamen Bestandteil: Doxycyclin 1 H2O 104,1 mg/208,2 mg (entspr. Doxycyclin 100 mg/200 mg). Sonstige Bestandteile: Natriumcarboxymethylstärke, Cellulosepulver, Magnesiumstearat. **Anwendungsgebiete:** Infektionen durch Doxycyclinempfindliche Erreger, z. B.: Infektionen der Atemwege und des HNO-Bereiches, des Urogenitaltraktes, des Magen-Darm-Traktes; ambulante Therapie von Gallenwegsinfektionen; Hauterkrankungen, auch schwere Formen von Akne und Rosacea; Chlamydien-Konjunktivitis und Trachom; durch Borrelien verursachte Erkrankungen (Erythema chronicum migrans, Lyme-Disease); seltene Infektionskrankheiten wie Brucellose, Ornithose, Bartonellose, Listeriose, Rickettsiose, Melioidose, Pest, Granuloma inguinale; Malabsorptions-Syndrome (tropische Sprue und Morbus Whipple). **Gegenanzeigen:** Überempfindlichkeit gegen Tetracycline oder einen der sonstigen Bestandteilen, schwere Leberfunktionsstörungen, Kinder unter 8 Jahren (Verfärbung der Zähne, Zahnschmelzdefekte, Verlangsamung des Knochenwachstums). Während der Schwangerschaft und Stillzeit darf Doxycyclin nur bei strengster Indikationsstellung verabreicht werden. **Nebenwirkungen:** Gastrointestinale Störungen, pseudomembranöse Enterokolitis, Mund- und Rachenschleimhautentzündung, Heiserkeit, Schluckbeschwerden, vereinzelt schwarze Haarzunge, allerg. Hautreaktionen, Kontaktdermatitis, schwere Hauterscheinungen (exfoliative Dermatitis, Lyell-Syndrom), Überempfindlichkeitsreaktionen aller Schweregrade bis hin zum anaphylatischen Schock möglich, phototoxische Reaktionen d. Haut mit Beteiligung der Nägel (Sonnen- und UV-Licht meiden). Leberschädigung insbes. b. Überdosierung und in der Schwangerschaft, Pankreatitis, Nierenschädigungen (z. B. interstitielle Nephritis, akutes Nierenversagen und Anurie). Ösophagusulcera bei unsachgemäßer Einnahme möglich, intrakraniale Drucksteigerung, hämatologische Veränderungen (Leukozytopenien, Leukozytosen, Thrombozytopenie, Anämie, Lymphozytopenien, Lymphadenopathien, atypische Lymphozyten und toxische Granulationen der Granulozyten), vorübergehende Kurzsichtigkeit, bei Kindern unter 8 J. Zahnverfärbungen, Zahnschmelzschädigung u. Knochenwachstumsverzögerung mögl. Candida Besiedelung der Haut oder Schleimhäute (insbes. Genitaltrakt, Mund- und Darmschleimhaut), Blutgerinnungstörungen, Hämaturie, Paraesthesien, Tachykardien, Myalgien, Arthralgien, Unruhe, Angstzustände, epileptischer Anfall, Störung bzw. Verlust der Geruchs- und Geschmacksempfindung. **Hinweis:** Bei Langzeitanwendung (d. h. mehr als 21 Tage) sollten regelmäßig Blut-, Leber- und Nierenuntersuchungen durchgeführt werden. Wechselwirkungen: Antazida, Aluminium-, Magnesium- und Calciumsalze (auch in Milch, Milchprodukten und calciumhaltigen Fruchtsäften), Eisenpräparate, medizinische Aktivkohle, Colestyramin, Antikoagulantienvom Dicumarol-Typ, Sulfonylharnstoffderivate, Methoxyfluran, Betalaktam-Antibiotika, Rifampicin, Barbiturate, Diphenylhydantoin, Primidon, Carbamazepin, chron. Alkoholismus, Cyclosporin A, Isotretinoin, Theophyllin, orale Kontrazeptiva. Tests auf Harneiweiß, Harnzucker sowie der Urobilinogen-Nachweis können falsch positiv ausfallen. **Dosierungen, Art u. Dauer d. Anwendung und weitere Informationen siehe Gebrauchs- od. Fachinformation.** Verschreibungspflichtig.

Dr. Wolff ARZNEIMITTEL

DR. AUGUST WOLFF GmbH & Co. Arzneimittel • 33532 Bielefeld